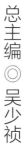

「十三五」国家重点图书出版规划项目

中医古籍名家

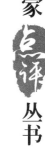点评 丛书

总主编 ◎ 吴少祯

清·刘松岩 ◎ 著

王 丽 和中浚 ◎ 点评

王 全 王 倩 ◎ 整理

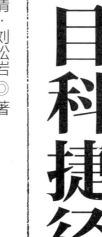目科捷径

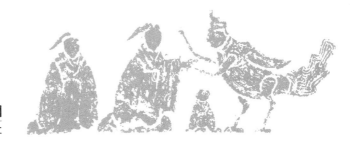

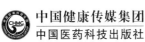中国健康传媒集团

中国医药科技出版社

图书在版编目（CIP）数据

目科捷径／（清）刘松岩著；王丽，和中浚点评. —北京：中国医药科技出版社，2020.6

（中医古籍名家点评丛书）

ISBN 978 - 7 - 5214 - 1713 - 5

Ⅰ.①目… Ⅱ.①刘… ②王… ③和… Ⅲ.①中医五官科学－眼科学－中国－清代 Ⅳ.①R276.7

中国版本图书馆 CIP 数据核字（2020）第 059155 号

美术编辑　陈君杞

版式设计　南博文化

出版　**中国健康传媒集团** | 中国医药科技出版社

地址　北京市海淀区文慧园北路甲 22 号

邮编　100082

电话　发行：010 - 62227427　邮购：010 - 62236938

网址　www. cmstp. com

规格　710 × 1000mm $^1/_{16}$

印张　11 $^1/_4$

字数　121 千字

版次　2020 年 6 月第 1 版

印次　2020 年 6 月第 1 次印刷

印刷　三河市百盛印装有限公司

经销　全国各地新华书店

书号　ISBN 978 - 7 - 5214 - 1713 - 5

定价　**36.00 元**

获取新书信息、投稿、为图书纠错，请扫码联系我们。

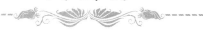

出版者的话

中医药是中国优秀传统文化的重要组成部分之一。中医药古籍中蕴藏着历代名家的思维智慧与实践经验。温故而知新，熟读精研中医古籍是当代中医继承、创新的基石。新中国成立以来，中医界对古籍整理工作十分重视，因此在经典、重点中医古籍的校勘注释，常用、实用中医古籍的遴选、整理等方面，成果斐然。这些工作在帮助读者精选版本、校准文字、读懂原文方面发挥了良好的作用。

习总书记指示，要"切实把中医药这一祖先留给我们的宝贵财富继承好、发展好、利用好"，从而对弘扬中医药学、更进一步继承利用好中医药古籍提出了更高的要求。为此我们策划组织了《中医古籍名家点评丛书》，试图在前人整理工作的基础上，通过名家点评的方式，更进一步凸显中医古代要籍的学术精华，为现代中医药的发展提供借鉴。

本丛书遴选历代名医名著百余种，分批出版。所收医药书多为传世、实用，且在校勘整理方面已比较成熟的中医古籍。其中包括常用经典著作、历代各科名著，以及古今临证、案头常备的中医读物。本丛书致力于将现有相关的最新研究成果集于一体，使之具备版本精良、校勘细致、内容实用、点评精深的特点。

参与点评的学者，多为对所点评古籍研究有素的专家。他们学验俱丰，或精于临床，或文献功底深厚，均熟谙该古籍所涉学术领域的整体状况，又对其书内容精要揣摩日久，多有心得。本丛书的"点评"，并非单一的内容提要、词语注释、串讲阐发，而是抓住书中的主旨精论、蕴含深义、疑惑谬误之处，予以点拨评议，或考证比勘，溯源寻流。由于点评学者各有专擅，因此点评的形式风格也或有不同。但其共同之点是有益于读者掌握、鉴识所论医籍或名家的学术精华，领会临床运用关键点，解疑破惑，举一反三，启迪后人，不断创新。

　　我们对中医药古籍点评工作还在不断探索之中，本丛书可能会有诸多不足之处，亟盼中医各科专家及广大读者给予批评指正。

中国医药科技出版社

2017年8月

余序

作为毕生研读整理、编纂古今中医临床文献的一员，前不久，我有幸看到张同君编审和全国诸多相关教授专家们合作编撰《中医古籍名家点评丛书》的部分样稿。感到他们在总体设计、精选医籍、订正校注，特别是名家点评等方面卓有建树，并能将这些名著和近现代相关研究成果予以提示说明，使古籍的整理探索深研，呈现了崭新的面貌。我认为这部丛书不但能让读者系统、全面地传承优秀文化，而且有利于加强对丛书所选名著学验主旨的认识。

在我国优秀、靓丽的文化中，岐黄医学的软实力十分强劲。特别是名著中的学术经验，是体现"医道"最关键的文字表述。

《礼记·中庸》说："道也者，不可须臾离也。"清代徽州名儒程瑶田说："文存则道存，道存则教存。"这部丛书在很大程度上，使医道和医教获得较为集中的"文存"。丛书的多位编集者在精选名著的基础上，着重"点评"，让读者认识到中医药学是我国优秀传统文化中的瑰宝，有利于读者在系统、全面的传承中，予以创新、发展。

清代名医程芝田在《医约》中曾说："百艺之中，惟医最难。"特别是在一万多种古籍中选取精品，有一定难度。但清代造诣精深的名医尤在泾在《医学读书记》中告诫读者说："盖未有不师古而有济于今者，亦未有言之无文而能行之远者。"这套丛书的"师古济今"十分昭著。中国医药科技出版社重视此编的刊行，使读者如获宝璐，今将上述感言以为序。

中国中医科学院

余瀛鳌

2017年8月

目录 | Contents

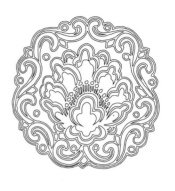

卷 四　附：绛雪丹 ······················· 104

中医古籍名家点评丛书

全书点评

　　《目科捷径》为晚清刘松岩著。成书于清嘉庆二十五年（1820），于清同治八年（1869）由其曾孙刘景芬重辑加按问世。全书以《易经》为经，以《内经》为纬，从整体认识和辨证眼病，以温阳补气为特色，在眼科专著中别开生面。本次点评选用清光绪六年庚辰（1880）盛京同文山房刻本为底本。

一、成书背景

　　中医眼科发展到清代，已有专著数十种，如《眼科龙木论》《银海精微》《原机启微》《审视瑶函》《目经大成》《银海指南》等，各有特色，进入成熟时期。嘉庆之后，发展势头渐衰，多以内容简明或眼科方书的内容形式问世，如《眼科良方》等，同时出现从整体认识眼病的《银海指南》。《目科捷径》承其绪，一反长期以来目病多着眼于眼局部辨证和治火的风气，以温阳取胜，独树一帜。

二、主要学术思想

1. 强调整体辨证

　　眼科专著历来以注重局部辨证为主，重视五轮八廓等方法，而本书最大的特点是从整体着手认识眼病，认为眼科不能与内外各科截然分割，强调目病系杂症之一。如作者在序言中所说："目科原系杂症中之一技也，而世医独曰专门，此言何不情之甚也！"这一观点当受明代温补学派名家薛己"十三科一理贯之"之说的影响，也继承了《原机启微》《银海指南》从全身辨治眼病的思想。刘氏认为眼科理论不应该与其他各科割裂，眼病治法方药亦应从内科入手，重视人的气血虚实、阴阳寒热辨证，运用"诸论内科之方以治目疾"，其见解独到，特色鲜明。

对于眼病的辨证方法，一般眼科专著多强调内障外障和五轮八廓，刘氏却更重视气血阴阳寒热虚实之辨，即所谓"八极"。尝谓："世医不晓经旨，不明八极，以病试药"；"余又按人之气血虚实阴阳寒热日夜思之，以治诸般目症获效甚多"。其治学思想与开创眼科整体综合辨证思路的元·倪维德《原机启微》如出一辙，旗帜鲜明地提出了眼科的"八极"（八纲）辨证。针对多数眼科医生和眼科论著只重视专科辨证治法和专方，而对基础理论以及药性缺乏深入学习研究的状况，该书特别强调经典著作的指导意义。如刘景芬在重订序中所说："先曾祖……四十年来苦攻《内经》，研读《周易》及三坟五典，无不披览，是以稍达先觉之旨，聊明两经之奥。故此以《易经》为经，以《内经》为纬，互相参详，前后考阅，以定诸方，而作诸论，订为《目科捷径》一部。"立足整体论述目病，高度重视眼与全身的联系，成为本书的重要特色。作者在卷一《头疼及目论》《治头疼分阴阳辨》及《六经头疼分别辨》等节中，精辟地阐述了各种头痛与目病的关系，进而详细介绍了分辨阴阳及六经的证治经验，不仅于眼科卓有指导价值，对内科医家也有很大帮助。

书中卷二分论眼科病症 39 种，其中卧湿失明、头顶发际生疮目起旋螺、目腿上下互疼等 9 种均属于全身病变或他科疾患引起的目病，反映了本书作者作为通科医生的宝贵经验，值得珍视。书中还有不少从全身表现进行目病辨证的论述，如卷二《额冷额汗虚寒辨》

指出："目病额冷额汗者，乃心火不足也。如手足发凉者，脾寒也。睛有白点浮白及指甲发青，皆属于寒。如气短似喘，行动无力，四肢懈惰，喜静恶动，皆脾经气虚也。若目远近皆不能视，是气血两虚也。"这种重视整体辨证的思想，在古代眼科专著中较为罕见，有助于中医眼科辨证论治水平的提高。

纵观全书，从眼科基础理论到临床治法方药，都体现了《易经》《内经》学说的指导。其总论详述八卦阴阳与脏腑、眼睛的对应关系，颇多创见。如书中所论五轮，系将五行、六气与八卦相结合进行配属，立意深远，见解独特，不同于其他眼科诸书，内涵甚为丰富，值得深入发掘研究。

2. 尤重温补扶阳

眼科医家历来认为眼病火热证多、虚寒证少，不少眼科医生滥用寒凉，造成不少弊端。特别是自金元张子和"目不因火则不病"之说提出之后，此风更甚。好在明代温补学派出现以后，在其影响下，命门学说的内涵开始向眼科范畴扩展，清代黄庭镜《目经大成》是将命门学说引入眼科的第一家。刘氏受此影响，书中不仅引入了赵献可命门真火为立身之本的论述，而且运用《易经》"离为目"的学说阐发眼的生理病理，注重人体阳气的作用和重要性，反对目病治火的偏见，推崇温补之法，诸论大肆批驳各种导致苦寒伤目的学说，强调"目疾总以虚寒者多，实热者少"，主张"用药宜辛凉不宜苦寒"，大多选用自订的温热之剂，不少病症强调大温大补，在治目诸家中独树一帜。其注重扶阳或更胜于《目经大成》《眼科奇书》等眼科专著。如谓："《易》曰：离为目。其形正圆，为纯阳之体。"因而论目首重阳气，极力反对目病治火的偏见，如卷一《用药错误受弊论》云："外障，治宜散风去寒可也。表解而目自愈，何也？表解，风邪随汗而散，又何必用苦寒以祛火也。若误用苦寒而内必伤，伤则内虚，而外受之风寒亦随入内矣，此小病而反增成大疾矣，已误矣。"其内外障病症中十有八九辨为受寒阳虚，与其学术思想主张有关。

针对眼科习用寒凉的偏见，书中明确提出："凡治外障者，总以散寒去滞为主"，"若内障，必须温散加以补剂"。论治倡用附子、吴萸、肉桂等温热之品。书中内服方59首，其中属温热者35首，多引自易水学派、温补学派诸家内科通治方而予以加减，亦有自制之方。尤其首列加味回阳补中益气汤、加味回阳逍遥散二方，在常用名方补中益气汤与逍遥散中加入附子、吴萸等品，认为"一切虚寒，皆宜服"，"乃目科最当令者，故名为左辅右弼"。其注重温补扶阳的倾向可与《目经大成》《眼科奇书》相媲美，堪称眼科温补派的突出代表。

3. 重视开通玄府

刘氏学术以易水为宗，但对河间学派的某些精华亦能认真吸取。如刘完素的玄府理论，原是用以阐述五运主病，六气皆从火化，七情皆从火化的病因病机，为其火热论张本而立。后世眼科引入指导内障眼病的治疗，创立了不少开通玄府明目的方法，收到良好效果，然而对于玄府概念的探索长期缺而未论。本书卷一列《玄府论》专篇，首先指出"玄府者，即《仙经》所云玄牝、规中也，在一身之中正，乃气血之道路"，然后强调"治病者先要通玄府，不然治亦不效"，据笔者所见，这是河间之后第一篇关于玄府理论的专题论述，学术价值毋庸置疑。

基于对玄府理论的重视，刘氏在本书中还多次论及开通玄府的意义与方法。如卷二《耳目不聪明论》云："耳目不聪明者，皆因气血不周，凝滞道路，即玄府不通也。耳目居于至高，此为上焦玄府不通，宜用通心肺上焦之药以治之，上焦通而下焦亦通，肾气即可上达于耳目，则耳目自然能视听而聪明矣。"这些独特见解对眼科临床及玄府治法研究均富有指导意义。

与河间力主"阳热怫郁、玄府闭塞"不同的是，由于作者崇尚温热，因而极力强调寒邪导致的闭塞。如谓"翳膜者，由寒滞气血而成", 故主张"凡治外障者, 总以散寒去滞为主"。此与河间之说可谓南辕北辙, 但是却有其充分的临床依据, 体现了作者的创新精神, 丰富和完善了玄府学说的内涵。书中还提出了一系列常用的开通玄府药物, 对后学颇有启迪。

三、学习要点

1. 掌握难点, 首先要从理论认识上突破

本书不少理论源于《内经》《易经》, 颇为深邃, 有不少难点, 如水火同源论, 瞳仁论等皆涉及《易经》理论, 需先行学好《内经》《易经》, 方能进一步认识理解书中的不少眼论。书名"捷径"之意, 主要指文字简明直白, 而不等于内容浅显。故刘景芬在重订序中说: "是书者……是以辞约而义简, 专事功效, 不尚修饰, 使人便于记览而易晓也。"

再者, 本书治法以益气温阳为主, 每用辛烈大热温补之品, 其原理和辨证的准确性就非常重要, 这也成为需要下功夫学习的要点和难点, 好在书中不时有所提示, 如色白, 不疼不痒不胀, 全无他症等, 会对辨证有所帮助。

2. 注意全书的内容和结构特点

全书共4卷, 附《绛雪丹》。《目科捷径》卷一为目形诸图附说及目形诸辨等眼科基本理论, 论述眼之生理及其与脏腑经络关系, 眼病病因、病机及基本治则和特殊疗法; 卷二为目科诸症及部分眼论, 论述目科常见病症的证因脉治; 卷三为目科点药诸方、服药诸方、炮制点药诸法及目科用药等, 将眼科辨治理论和内科辨治理论相结合, 注重阐发目科诸疾的脏腑病因病机, 载方73首, 不少为刘氏引自前贤, 由其用于眼科病症治疗; 卷4附《绛雪丹》全书, 为明代赵贞观著, 是一部有关胎产临证治疗的专著, 所叙胎产诸症, 立论浅显, 方

多实用，主要论述妇科种子、调经、胎前、产后诸病证治及方药，以保胎安胎方药为主，亦以益气补血，补肾温阳为主。以上4卷，各有所重，熟悉全书内容结构之后，有利于读者更好地了解本书的主要内容及特点，有的放矢，循序渐进地学习掌握。

3. 取其长去其短，分析思考

本书特色鲜明，其见解的优点和偏激都非常突出。更由于古代历史条件的局限，以及作者个人认识的不足，书中一些内容或有失当及狭隘，书中一些病症较为冷僻，与现代眼科病症临床的认识有一定出入，如《目光外射不见瞳仁》中所述之病症似令今人难以理解，妊妇饮冷水和妇女阴挺与目疾之间的关系存疑。书中一些病症的治疗如瞳仁缩小急用大温大热，目侧斜视等的治疗多以温阳补气为主的方药或存在一定的片面性，再如乌睛白睛之间起黑泡白泡者，用益气汤加温热药进行治疗的方法，也宜详加辨证。这些都需要读者在学习过程中，对书中某些内容进行具体的分析和独立思考，认真权衡把握。

王　全　和中浚
2019年2月

按：《目科捷径》，家大人前在济宁河工时曾经友人梓之，第少药性本草，而症论亦太简易，此稿乃又增修始备焉。

刘氏家传《目科捷径》心法原序 ◉

余自童年最羡轩岐之术，所会者世医不少，所见诸家新集时编尤众，无一有洞达古先觉之婆心者，或称仙传，或曰异授，杜撰己能，假人扬善，其实腹无浮墨，求人高举，种种丑态，处处恶念，无非图索病家之财耳。余因此日夜留心，遍览诸经，访诸先觉，四十年来未尝一日少懈，尚未及宫墙之下，而言入门则远矣。古传三坟[①]，其一即《灵》《素》也，是书文义深奥，词句简略，非精思不得通其旨，设使学浅之人，再加疏忽，更不足齿矣。而世医尚有不知斯书为何物者，亦竟敢视症立方，岂无愧乎？一有差错，性命相关，岂不悔乎？岐黄之道，焉可轻视哉？余初习此道，不敢据以认真为是，见有病者，从旁暗察，其病若何，脉理若何，而医士所用之药若何，服药形状若何，愈否若何，惜乎全无功效。余即暗考古经方论病源，绝不与治者相符，故不能愈可知矣。噫唏！经旨难明，而张、李、朱、刘之

---

① 三坟：伏羲、神农、黄帝之书，谓之三坟。

书，遍满国中，所载之方，清温攻补兼备，八极①非不详尽，须得精思切切而施药，其病虽险，未有不随手而愈者。但世医不晓经旨，不明八极，以病试药，治之不效，又不改图，以致病者含冤地下，全不自省，其于天理能无损乎？余年逾五旬，始敢立方，莫不是世医之所弃而不治者，迫求不得已，勿拘贫贱富贵，必须详慎精切，按经分条施治，一剂而愈者极多。至于五绝②之症，不在此列。夫不识症而用药，是以知世医之不谙经旨者也。至如《痘疹正宗》《瘟疫论》二书，虚弱之人，屡受其害，后学因方少易知，而不顾损愧以网利③，作此者其无后乎？至于目科，原系杂症中之一技也，而世医独曰专门，此言何不情之甚也！且古方脉，小儿、妇女、杂症共有三百余条，皆是一门，俱可谓之专门乎？又谓痘疹，自汉马伏波北征带至中原，更是不经。自汉朝北气南行，黄河随气而迁，故河北盛于河南。斯疾也，极暖至寒不生，惟寒热交加之地而多也，故仲景深知运气之迁移，始立诸方，以治斯症。近来北气转盛之极，为医者可不知乎！

时嘉庆二十五年岁次庚辰春王谷旦④

广川后学松岩刘氏识并序

---

① 八极：本指八方极远之地。《淮南子·地形》："九州之外，乃有八殥……八殥之外，而有八纮……八纮之外，乃有八极。"此指气血阴阳寒热虚实。下同。

② 五绝：五脏危绝证候，即心绝、肝绝、脾绝、肺绝、肾绝。见《中藏经》卷上。一指五种卒死候：《备急千金要方》卷二十五："夫五绝者，一曰自缢，二曰墙壁压连，三曰溺水，四曰魇寐，五曰产乳绝。"《三因极一病证方论·五绝治法》："凡魇寐、产乳、自缢、压、溺五者，令人卒死，谓之五绝。"《寿世保元》将自缢、墙壁压、溺水、魇魅、冻死称为五绝。《医学心悟》则指自缢、摧压、溺水、魇魅、服毒五者。

③ 网利：犹渔利。网，用如动词。

④ 春王谷旦：正月良辰。

【点评】叙述刘氏自幼习医,长达四十余年的医学历程,强调习医者不可轻率孟浪,当先明《内经》经旨,通晓运气,反对将眼科囿为专科。但文中随意讥讽他书他人之举似不足取。

刘景芬重订《目科捷径》| ⊛

是书者，乃先曾祖自度心法，随手录成者也。上法古圣先哲之遗表，下察风土人欲之由来，精一讲求，执中施治，平生气节，其在斯乎！是以辞约而意简，专事功效，不尚修饰，使人便于记览而易晓也。惟以寒热虚实之际，而以区区嫠不恤纬①之意，反复丁宁②者，恐学之见疑，首鼠两端而反误人也。所以一事而有数论，一症而前后并辨之，乃专望后学临事而惧，谋定后战，不以人命草菅，底行可绩耳。夫此道虽不求有功于世，要在无损于人也。只以世医多有疏忽于本源，以药试病，暴虎冯河③，全不知《内经》为何事者，以为时运至者为明医，以为名高位重者为洞哲，以致多方误人，付之于天命，可不惜哉！独目科一道，通者绝少，凡得斯疾，只可待时而已。世行之书不少，治之不但无效，反增其病。故先曾祖因进之，不以其道退而学焉，四十年来苦攻《内经》，研读《周易》及三坟五典，无不披览，是以稍达先觉之旨，聊明两经之奥。故此以《易经》为经，以《内经》

---

① 嫠（lí离）不恤纬：比喻忧国忘家。嫠：寡妇；恤：忧虑；纬：织布用的纬纱。寡妇不怕织得少，而怕亡国之祸。

② 丁宁：同"叮咛"。

③ 暴虎冯（píng平）河：空手搏虎，徒步渡河。比喻冒险蛮干，有勇无谋。冯：原作"凭"（凭），据文义改。

为纬，互相参详，前后考阅，以定诸方，而作诸论，订为《目科捷径》一部。书未及成，不幸而寿考终焉。呜呼！岂非《易》之深旨，天有所靳①斯文乎？语云："君子疾没世而名不称焉。"虽登上寿，而一生心思未得亲见刊行于世，亦为最可恨者！嗣经先祖兢兢业业，绩而行之，详加校证，又行四五十年。凡依此立方施治者，无不随手而愈也。推验平日服膺②，念兹在兹而已。当是之时，欲及门墙者，虽颇不少，概行绩弗用成，岂非不事精一乎？岂疑情未除乎？窃谓"疑"之和老师一字，实学者之深害。凡广求博览，终日咨询者，总是疑情未除也。岂独学此一道哉？而朱夫子曾言之审矣。乃家严敬承先人之志，谆谆告诫，虽在军书旁午③之际，而未敢一时一刻犹或忘之，是以命余辈抄录原集以成其书。至余兄弟急求刊行者，恐为数世之憾焉。余从军十余年，于兹南北驰驱十余省，各症概行经验，故于每条之后附记一说，以实本源之效，非余小子而敢多口讨论，乃不敢以堕先人之志，而欲继之于后世也。

时在同治八年，岁在己巳冬月，恭录于济南客舍。景芬桂岩氏。重缉之末，岂堪言序，聊以记之，以备采择焉。

【点评】叙述重订缘由，记录该书由刘氏曾祖草创、祖父校正、父子抄录刊行及增补附记予以刊行的始末，指出该书"以《易经》为经，以《内经》为纬"的学术特点。

---

① 靳：吝啬。
② 服膺：铭记在心；衷心信奉。
③ 旁午：亦作"旁迕"。交错，纷繁。

卷 一 目形诸图附说、目形诸辨

目形内外分阴阳图 附说于后

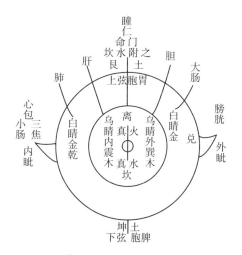

《易》曰：离为目，其形正圆，为纯阳之体，外实而内虚。左目属少阴真水，右目属少阴真火，此以目之左右而分阴阳也。故左目病而晨昏重，右目病而夕昏重。夫左目病者，是水中火微；右目病者，是火中水少。瞳仁居中，内藏真水真火，此即坎中水火也，所以能照内外也，水照于内，火照于外。乌睛属木，水生之木，生火水制之。白睛属金，制木而生水，互相生克，为一生之用。两眦属火以制金，两胞属土，上下覆绕之而蕴诸内，此万物生土之义也，其水火居坎而献①于离以为用也。

【点评】据《易经》坎离位置论述目之生理特点，强调瞳仁内藏真水真火，以及五轮之间的生克关系，为全书温补扶阳的学术主张奠定基础。

合目胞弦图 说附于后

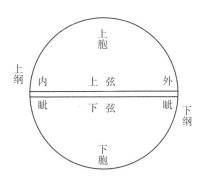

经云：艮阳坤阴，为上下胞弦。凡烂弦者，风湿所致也；作痒者，湿热生虫也；胞肿者，湿寒受风也；弦紧者，寒也，缓者，湿也。凡目喜热恶寒忌风，春日风多而亢，故左胞弦多病；夏日天热风微，故病目者少；秋日风凉而燥，乌睛多病，凡睛一遇凉燥而涩，故病也；冬日暴寒无阳，不特目病，诸症皆可得焉。夫目病胀疼不已，乃受寒所致，以消风除寒为主，虽然施治非一，临症留意不可忽也。

【点评】论胞睑病因以湿为主的多种表现，兼及眼目病症与四

---

① 献：通"现"。下同。

季的关系，强调目病胀疼不已，乃受寒所致。

开目图 说附后

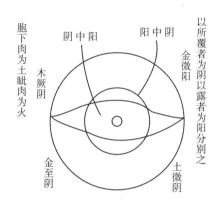

经云：目睛以覆者为阴，以露者为阳。故上下网紧急者为虚寒，上下网缓弱者为虚湿。网弦烂者，风湿也；作痒者，湿热生虫也；拳毛倒睫者，脾中虚湿也；刺疼者，膀胱热也；胞内起疙瘩者，脾胃湿热外受寒也；目内周围红肉瘀塞，此心脾病也，孤阴无阳也，故笔之以启后之学者。

【点评】再论胞睑诸症以湿邪为主的病因。

八极至要辨

余观古之目科及今之目科，诸集巧设异名，种种不一，惑人恣甚，屡试其方，不特不效，反增其病，不知是古今运气之不同，亦不知是古今之疾病不同也。昔余幼时尝与僧人净业者论及目科诸症，所言精详，情理近似，考之古书无讹，而仿此立方，治病竟无功效。余不得已而度心法，凡有施用，屡屡多验。是以遂弃古书治目之方，惟按古经目科诸论内科之方以治目疾，莫不随手而愈，较古经更妙。故笔之以儆^①独用古方清凉之弊。余又按人之气血虚实阴阳寒热日夜思之，以治诸般目症，获效甚多。其初总不敢以认真为是，何也？因目科诸论于心相悖，所载之方于症相缪^②，是以不敢据以认真为是也。无奈细阅《内经》，考及杂症诸书所载者，无非是气血阴阳寒热虚实而已。若分内外施治，其症自无遗矣。如人气血俱盛，邪不能侵，必然无病；若人气血稍衰，邪乘虚入，必然受病，岂止病目也哉！

所论八极，实为治症之大端，自有此书所传，后代子孙以及门人讲究此者，无往不可，不但治病，即如正心修身齐家国治^③，莫不由此也，岂特指一而言哉！曾孙景芬 谨识

【点评】"八极"即气血阴阳寒热虚实之辨，是中医各科最重要的辨证纲领，作者旗帜鲜明地提出"八极至要"，尤其强调气血盛衰的重要性，反对滥用寒凉的流弊。

五轮辨

《易》云：离为目。离何以为目？火能照远故也。木水金土在于

---

① 儆（jǐng 井）：告诫。
② 缪：通"谬"，错误。《庄子·盗跖》："多词缪说，不耕而食，不织而衣。"
③ 国治：治国。疑倒。

六气之中各一，惟火有二焉，君相是也。君火藏于坎水之中，附相火而用事，故瞳仁居坎向离，中正之官也，所以不能掩人之恶。震巽为风木，在目为乌睛，在脏腑为肝胆，内藏龙雷之火，其火阴发阳伏，所以目之病者，多因乎阴也。乾兑为燥金，在目为白睛，在脏腑为肺大肠，内有元阳之气，以平龙雷之火。金克木也。凡气旺血定则无病，所以目之暴病多因阳气偏盛也。艮坤为土为肉，在目为上下胞，在脏腑为脾胃，是以上下覆绕于目，以通两眦，其色红，为血，属火，以生土，总是相生相制，使五行平和也。其古之目科所载云："瞳子为水轮，乌睛为风轮，白睛为气轮，两眦为血轮，上下胞为肉轮。"但指一而言，岂不知各具五行，不可执一也。又云："瞳病须按肾治，乌睛病须按肝治，白睛病须按肺治，两眦病须按血治、心治，上下胞病须按肉治、脾胃治。"此皆不经之语也，学治目者更须知之。

　　夫治病者须知五行生克制化、冲合助伏，虽各有所属，莫不声息相通，彼此为用。病有生克而药有相畏而更相使，是以平常则无病，病即反常也，反①常则无道。不但治血肉体胎之症，治世行事之病亦然，凡明《易》者，必能知此也。景芬 谨识

　　【点评】作者据《易经》的"离为目"和八卦认识眼目，批评拘执五轮学说的方法。

用药错误受弊论

　　凡目疾必分内外障而治之，何也？恐不明虚实，以内外不分而误

---

　　① 反：原作"返"，据文义改。

也。譬如内本不虚，因外受风寒而得病，其邪原在于表，既表受风寒所束，而内火不得外出，故目肿疼痛，鼻流清涕，此为外障，治宜散风去寒可也，表解而目自愈。何也？表解，风邪随汗而散，又何必用苦寒以祛火也。若误用苦寒而内必伤，伤则内虚，而外受之风寒亦随入内矣，此小病而反增成大疾矣，已误矣。当先治其药伤，更须分别所伤何经之气血，急用药以挽回之。治其药即治症也，返其本而复其旧，其病自愈，又何必多歧也。若服苦寒太过，诸症百出，而初得之风寒未解，五内之气血复伤，风寒寻窍而出，攻破目睛，则无治矣。此外障致成内障之弊也。内障者，五内素虚，风自内起。夫肝脏藏风者也，此风即肝经之一气也，此气即龙雷之火也，受寒而起，所以目疼更甚也。惟此疼肿必是由内而外，独献内症多端，或不食不卧，或发烧烦躁，或心悸不宁，一切虚症外露，是以知非外障风寒也明矣。治当分别是何经络之气血虚实寒热，或阴分或阳分，更为紧要。若一例用寒凉等药，不但其目必坏，而性命尚且难保，岂关系小哉？此乃内障之虚症误治之弊也。凡外障实症，虽不治亦可自愈，纵然不愈，亦不至于坏目殒命耳。若内障虚症，不但不治，即迟治尚恐不及，若误治更不待言矣。虽然内障最重，自要认明施治，无不愈者，不像外障实热之症，不治亦可自愈也。

近来之有病者，叩神祝仙、求巫许愿、烧香磕头者，即可以此类推矣。大凡非关系性命之病，未有不日久而自愈者，即此外障是也。适逢其会，愚民以为神力巫术之可凭，而巫者借此以惑人，岂不知总非心腹疾也。若果能诚心默祷，立愿向善，亦可挽回天心，非比此也。好信巫术者，可知之。景芬 谨识

【点评】从内外障的不同治法论及眼症需慎用苦寒治疗，为其温阳的学术主张进行铺垫。

水火同源论

《易》曰：乾为父，坤为母，清轻者天，重浊者地。凡男子气多血微，左目主血，右目主气，血可配气，故左目强其右目。凡女子血盛气少，气不配血，故右目胜其左目。人之瞳神能照物于内者，真水之德也，能照物于外者，真火之德也，其水火同源也，明矣。凡目外得之症，为有余，解之即愈，目虽红肿，睁则能视；内得之症，为不足，非补不愈，虽不红肿，不能睁视，又且羞明怕光。人之瞳神，能视而见物者，全凭中心一点真火也。《灵枢》经云：目者，五脏六腑之营①卫精华常盈者也。又云：诸脉皆通于目。目属气，须得血以附之，故脏腑之精华皆注于目也。经云：坎具水火也，水成血者也，火化气者也。水附火以化气，火领水以成血。又云：五脏分五行而为五色。凡红色鲜润者，为实也，板者为寒，色淡者为虚，色白者为虚寒已极。其白如磁器日照之光者，肺寒也；有蓝、绿二色献于瞳仁者，邪炽也，不治之症也。瞳仁色黄者，土下陷也。人有天生白睛多而乌睛少者，此乃肝肾二经秉受皆不足也。雀目者，是肝中阴阳盛衰也，赤脉从上而下者，病在足阳明；从下而上者，病在太阴脾。睑②皮宽解者，脾胃虚湿也；目网紧急者，脾胃虚寒也；从外而内者，风热也，目睛顶平如镜而带白色者，乃食积内伤也，小儿多有此症。若脾虚下陷肝肾，此为鬼贼邪，故云不治。凡外障翳膜，风热内蕴也。若

---

① 营：原作"萦"，据文义改。
② 睑："睑"的古字。下同。

复受风寒，其邪不能发泄而成浮翳；若再服苦寒，即成冰翳；若服苦寒太过，邪入重地，则成陷翳，日久阳气已尽，则难愈矣。如白色未定，尚有活意，虽白陷而润，正疼之时也。急用大补之剂，或好一二，然亦不能无痕。故治目疾，凡苦寒之药，不可轻用也。

俗云：凡病目者皆是有火。此真误人不浅也。岂不知一火居于二水之间，其不能胜亦明矣。凡云火者，皆邪火也，阴发阳伏也，焉有真火为病哉！景芬谨识

【点评】从瞳神的气血水火关系，论及目病诸症的气血寒热诸种外邪之辨，强调治目不得轻用苦寒药，其要害在瞳神视物，全凭目中真火。

瞳仁论

经云："水火者，阴阳之迹也；坎离者，水火之位也；心肾者，坎离之配也。"阴以阳为根，阳以阴为根，所以合和而能视也。故曰：心配离而生血，是为阳中阴，乃真阴也；肾配坎而生气，是为阴中阳，乃真阳也。心之血即肾中真水，而灌溉滋濡瞳仁者，水之德也；肾之气即肾中真火，而呴嘘①鼓动视物者，火之德也。然肾水不足，病在左目；肾火不足，病在右目。故两肾左主乎水，右主乎火，此即真水真火是也。经又云："七节之旁，中有小心焉。""小心"者，即膻中也，以其为君之相，故曰"小心"，非另有一心也。以其代君行令，

---

① 呴嘘（xǔxū 许虚）：开口出气。

故名相焉。然何以为命门,而人之性命皆本于此也。此命门一火居于二水之中,其不胜也,明矣。夫精蕴之于内,而使火不赫曦①、水不涸流②者,全凭神以主之也。所谓神者,果何物也?是太虚中神所栖也,即此心神也。神下降而生精,精者肾所藏也。肾藏精,精足而生气,气足上升而生神,神足下降而生精,川流不息,蕴养诸脏而归明于瞳子,故视物无巨细,皆可洞见也。若摄处稍偏,各有胜负盛衰之变。若水火不能上蕴于目,其气湿,其血燥,即不能蕴诸脾胃,则脾胃不能统领气血上归于目,则失明矣。

精、气、神者,乃人身之三宝,一不足而三亏。是以精损则神散,而气自短;好气者,大能伤神而精亦自不固;劳神者,亦可损精而伤气。此三者分毫不可亏损,一生可不慎哉! 景芬 谨识

【点评】论述瞳神的水火、阴阳、命门、精神气、心脾肾诸脏的彼此依存互根关系,由此而知瞳仁视力全凭借于精气神的根本机理。

命门真火与膻中相火分别论

经云:"七节之旁,中有小心。"即膻中也,名曰相火,代君行事者也。心者,君主也;膻中者,冢宰③也。但相火是无形之火,居于心肺之间,谓之"黄室",即离也。又经云:"五脏之真,惟以命门为根本。"人之受胎,先具此火而后有肾,此火居于二肾之中,水自左而

---

① 赫曦:火太过。参见下文"五行平过不及各名"。
② 涸(hé 禾)流:水不及。参见下文"五行平过不及各名"。
③ 冢宰:周代官名。为六卿之首,一称大宰。后来也称吏部尚书为冢宰。

升，火自右而升，由是心肝脾肺相继而生，如是则五脏成而百骸备矣。是知人之先有五脏，然后才具皮骨也。故曰命门真火，实为立身之本，十二经络之冢宰也。若肾经无此火，不能以作强，何以技巧出焉？膀胱无此火，则三焦之气无以化，何以行水道焉？脾胃无此火，则不能熟腐五谷，何以别五味焉？肝胆无此火，则将军无决断，何以谋虑出焉？大小肠无此火，则变化不行，何以利二便焉？心主无此火，则神明昏乱，何以应万事焉？斯五脏六腑如走马灯一般，全凭中心一点火力所致而动也。火旺则转速，火微则转迟，火息则不动矣。此火乃立命之本，人身之至宝也，何乃世医专祛火为先，岂非昧之甚也？再加世人不知保养节欲，日夜戕贼，焉有不病也哉？已病矣，而治病者不管人之虚实气血阴阳寒热，而恣用苦寒，直灭此火而后已，反欲望其生焉，则难矣。命门者，原具太极，水火不能相离者也。若水不足而反能视，即知其火有余也，纵有火动之疾，只可养水以配火，毫不敢以祛火也，此谓"壮水之源，以镇阳光"。火之安，全仗水之有余也，此即水愈深而火愈明也。若火之不足，视物不明，既知水之有余也，不必泄水，只可水中补火，"益火之源，以消阴翳"，水之安，全凭火之有余也，此即火愈旺而水愈深也。故诸经皆云："水中求火，其明不减；火中求水，其源不竭。"故瞳仁之视全仗此火也，明矣。

经云："西北为黄秘，东北为黄始，东南为黄室，西南为黄庭，中央为玄室。"

若火盛阴必衰，水旺火必微，自然之理。与①其抑阴以就火、祛火而附水，何若强火镇水、益水配火哉！譬如天秤称物，以一百两之法码，以一五十两之财物，多寡偏盛自然不匀，与其去除五十两之法码以配财物，宁添五十两之财物以配法码乎？其五十两之均平不若百两之均平多而强壮也，明甚矣。惟世人专以抑

---

① 与：原作"欲"，据文义改。

其多而就其少，再不肯益其少以附其多，何也？岂非求少易而求多难软？景芬 谨识

【点评】论述膻中相火特别是命门真火推动五脏生成及功能的作用，以及水火之间相互依附关系，为其批评滥用清热泻火，强调温阳益火和滋水以配火治疗提供理论支持。

先天内景图说 补遗正讹

若曰人之五脏内景骨骸，诸书所载分析不明，令人模糊，今特表而出之，俾可一目了然，以备观览。夫人之有身，先起自命门，何则？此乃原系父母构精之火，二火相合成一，故曰混沌。当不分之时，为之无极；至三五之期，分成两肾，为之太极；左水右火，其形以象两仪。两肾之具水火，即真阴真阳之谓也。男子之精色白，是谓阳中阴，名为真阴真水；女子之精色赤，是谓阴中阳，名为真阳真火。是以真阴真水居于左肾，真阳真火居于右肾。其肾系连于脊骨，左右各一孔，内通骨髓，肾中阳气自下上升七分有余，肾中阴气自上下降三分不足。人之脊骨原是二十四节，颈骨五节在外，共二十九节。古书云连颈骨共二十四节，不符。《洗冤录》：其脊骨肾之下连尻骨十节，肾之上二十节，自尻至肾中方骨十节为下关，自方骨以上十节为中关，再上十节为上关。此之谓三关也。左肾真水从系上升而生肝木，木上升而生心火也；右肾真火从系上升而生脾土，土上升而生肺金也。四脏全而五行备。此即两仪生四象也。五行之中，金木水土各一，其火有二焉，君相是也。阳从地起，阴自天降。五行既具，阳由阴生而类聚。君为心火，相为包络，以包络为使，故包络生小

肠，肺生大肠，脾生胃，肝生胆，肾生膀胱，此阳自阴生也。三焦外包之，鬲中内隔之，八卦成矣。惟心肺居于至高而受清阳之气，须以鬲[①]中隔其浊，玄府以涵煦之，必须如此而诸脏之气方能以接续之，百骸备具，始降生焉。此乃先天之理也。降生之后而胎息失矣。凡人所获之疾，非内伤即外感而已，总不离七情六欲之伤也。疾有六十四卦之别，人能明之，可谓知易也。夫六十四卦之生克制化，其理甚微，后世失传。余不敢妄作而惑人也。考之古书，自开辟以来，古圣以年计岁，故三皇各在世数万年，辰巳运以月计岁，人寿尚能数万月。今已中天过半矣，人寿以日计岁，不过几万日，而寿不满百。自今以后，人寿渐消，又不知将来寿数若何也。余考《太乙宝鉴》历数，自开辟甲子至嘉庆二十五年庚辰，共计一千九百三十七万九千六百五十七年矣。天地有十二会，每会三百万年，自开辟甲子至己巳六会，共除六三，合一千八百万年，入庚午会一百三十七万九千六百五十七年。庚金主杀，午主胜伏，故多杀伐分争而用武也。

今人专以胜强为能，乃气数使然耳。是以知夫不好争强夺胜者，固非应生于当时也，其事之蹉跎崎岖乃应然耳，不必为怪。景芬 谨识

【点评】详细论述以命门真水真火为基础的人体组织结构的生长过程，脏腑之间的相互关系，据八卦推算主气特点。

先天外景备考

夫人之身体原始于男女构精而成形也。二精初合之时为之混沌，

---

① 鬲：通"膈"，横膈膜。《素问·风论》："食饮不下，鬲塞不通。"

即命门也，分之而为太极，以象两仪，即两肾也。两肾具水火之真精，由脊髓之中，下至尾闾，上至颠顶，以归髓海。故头为六阳之首，居于至高，六阴难到之地也。惟厥阴一经可至中颠，他经齐颈而还。然亦非确论也。独不观夫耳目鼻皆偶孔二欤？其白睛、乌睛、瞳仁皆阴也，若言诸阴不能到者，非也。诸窍之采纳，皆五脏之精华外献者也。夫耳目鼻六窍者，此六阳生六阴也，故此皆偶也。惟口纯阳为海，须厥阴木以泄之，故能辨五味焉。此即阳生阴长，阴生阳濡之理也。盖真水真火之精下降自肾位至尾闾而生两股，其精寓焉，上升至颈而分两肢。《内经》云："肺胃而咽喉成。"咽主动而饮食入，故胃生之；喉主静而呼吸通，故肺生之。胃，阳明经也，能受五味之浊气；肺，至阴经也，专受无形之清气。亦须膈中以隔其浊，包络以护其君主，三焦涵煦其外，二肠盛受其内以传送之，膀胱隔其浊以泄降之，八卦相传则出纳通顺，何病之有？稍有不周，则疾作矣。故有六十四卦之不同。如水在上，火降于下，为之"既济"；如火在上，水在下，为之"未济"，即病也；如地气生，天气降，二气相交，为"泰"；地气不升，天气不降，则为之"否"，即病也。所言水者，乃肾中真水，火者，乃命门真火也。谓心中离火能燔万物，假真水以制之，所以为"既济"，有何病焉！如真火亏而邪火独焰，此即"水火不交"，所以为"未济"，而死期且近矣，岂但病目哉？夫天者阳也，阳生阴，阴自天降；地者阴也，阴生阳，阳自地起。阴阳配合，则安然无病，故为"泰"。如阴阳不交，则腹内痞塞不通，故曰"否"。人之诸窍皆赖五行阴阳之气以周流之，岂特于目哉？故人之气血，日夜周流，片刻不息，若稍有不周，则病立至矣。故经云："结耳则聋，结目则朦。"凡气血遇火则行速，其病为"有余"，来之速而去之亦速，即不调治，火退而自愈也。气血遇寒则凝滞不行，其病为"不足"，非温补不愈。若不问阴阳，概用寒凉，凝而又实，其结欲坚，不死何待！大凡人之有休，无论男女内外、杂症胎产、小儿痘疹，皆可类推矣。

人之有身，既如天地，泰而安、否而病也。所以人之上唇之渠，名曰"人中"，盖鼻、耳、目皆偶，其象"☷"为阴；以下自口，外肾、肛门皆单，其象"☰"为阳，自然生成地天泰卦。故人久卧多病也。景芬 谨识

【点评】对脏腑的功能结构特点重点从阴阳水火的"既济"关系进行论述，强调人体气血流通的重要性，反对用药寒凉，主张温补以利气血运行。

治病之大法

《易》曰：乾为天，兑为泽，属金。乾为纯阳，兑为至阴，在脏为肺，在腑为大肠，在形为头，在气为寒为颡，主清明之质。如病实者，是邪气实，以伤清明之气，金脏畏火者也。凡言病实者，皆非肺中之正气实也，乃肺虚而受外邪实也，治须用泄子之法，水是金之子，即膀胱也，利水即是降火，火降而金自清，导赤散是也。如金虚，是气虚也，法当补母，母即土也，火能生之，须补其火，真火生土，而不克金，补益命门是也，此即经云："艮阳土是坎水所生，坤阴土乃离火所生。"学医者须知坎中有火、离中有水寓焉。此不过举一而言之，他经亦可类推矣。

坎为水，为两肾，为命门，真水真火居焉。如水火平和，则安然无病矣，如火盛水必衰，水盛火必微，皆重疾也。水，阴也，不能制

龙雷之火，其火藏于肝，治宜疏肝气，则使阳明燥金得令，阳明显著则龙雷藏形，其火自息也。惟理肾经只有此一法，亦不可清金以滋水，亦不可清肝以去火，何也？此"乙癸同源"之义也，须用从治之法以治之。后学可不知之乎！

艮为山，为阳土；坤为地，为阴土，在脏腑属脾胃，为五脏之母、后天之本。脾喜干而恶湿，胃喜润而恶燥。夫脾为气血之统领，即金水木火之气血，莫不由此而行也。故经云："脾为各脏腑气血之统领。"胃居中洲，盛受五谷，能以腐化者，全凭命门一点真火也，若壮实之人，其火有余，最能杀谷，故治以清金为宜；虚弱之人，真火不足，治以先补其火。补火即是温肾，此即"皂底①增薪"之谓也。

震为雷，巽为风属木，龙雷藏于震宫，在脏为肝，开窍于目。肝逢阴寒则气盛，遇阳则散，故治肝喜阳忌阴。阳药多热，阴药多寒，以泄为补，以补为泄。巽为胆，味苦性燥，喜热恶寒，受和而忌逆，此即甲己化土之义也。凡治肝火用苦寒而热更盛也，后之学者须知之。

离为火，在天为日，在人为头，在头为目，后天之火有形之位也，先天真火由此外献焉。此火与水并居，故火不畏水，水不畏土。如真火实者，泄土即是去火；如虚弱之人，敛肝即是补火。真火复升，龙雷自藏也。故五行之中，八卦之内，不过偏多偏少而已。如人五内平和则无病，稍不平和即是病也。若按去寒补泄之法而治之，无有不愈之症，岂可专于去火哉？五行之火在内为气，若无气，如鱼离水，斯火岂可轻去也哉？

人之真火即是孟夫子所云"浩然之气"，此乃天地正大之象，一时一刻少不

① 皂底：疑为"灶底"。

了的，求之而恐不得，何可去哉！况正气一微而百邪生，即君子小人之愈①也。此论即补母泄子之法，医家最要者，且勿忽之！景芬 谨识

【点评】从八卦与脏腑的功能及水火关系论及寒热补泻治疗，其意在主张水火协调的基础上强调温补肾阳，反对率意泻火。

五行生化违经增气辨

坎水，天一生之，后乾前艮；离火，地二生之，前坤后巽；震木，天三生之，前巽后艮；兑金，地四生之，前乾后坤；戊己，中央土也，天五生之，艮坤附行于外。此五行之缠度也。其邪亦具五行，岂特火之为邪也哉？邪者，四时不正之气也，名为客气，可去而不可留。五行之正气断不可去也。夫五脏六腑之正气乃养身者也，七情六欲之邪气最伤身者也。治者宜去邪扶正，必以邪去正复为善。若一味去火，不必问症之愈否，未有不可致命者也。即以壮火论之，病人日食数次而仍饥者，乃壮火杀食也，非真能消化也。此谓之久而增气也。何谓增气？如春日肝病不可过用寒酸之剂，过则反生热；夏日心病不可过用寒苦之剂，过则反生热；秋日肺病不可过用辛凉之剂，过则反增热；冬日肾病若久服咸热之剂，反增其寒；四季脾病，若久服甘温反增寒，久服甘凉反增热。此用药之大忌，即为增气也，须知之！凡受其忌者，以后再用药料，无拘寒热温凉补泄之剂，皆不受也。夫医之善者，须寒热并用，认明病症，要缓缓图之，或好一二。

---

① 愈：疑为"喻"。

若信医不专，皆不治之症也。学医者尤当熟思，不可不知其弊也。增气者，即此一经之偏盛也耶。

凡受增气之弊者，皆受偏执之过也，如人之好善恶恶，疾之太严反受其病。凡事缓图而详求之，不致有偏盛执一之过也，可不察哉？景芬 谨识

【点评】从去邪扶正的角度认识脏腑的正气与邪气，反对过用久用清热泻火等用药偏执造成物极必反的笨拙之法。

主气客气辨

夫人之五脏六腑，各有主气，亦各有客气。主气者，本经之天然正气；客气者，六淫之邪气也。主气旺而客气伏，不能相犯。若主气稍衰，则客气易犯，客入夺其主位，即成病矣。岂止转病于目哉？世之方士但知去客气，漫不加意于主气，往往治病而反增病，何也？夫有言于正气者，专以脾胃之气为一身之根本，全不明坤土乃离火所生，艮土乃坎火所生。坤是阴土，须离火以生之，离者，阴也，此即以阴济阴也。艮是阳土，须坎中真火以生之，命门居坎属阳，此即以阳济阳也。艮，胃也；坤，脾也；离，心也；坎，命门也。土为后天之本，火为先天之本，即为仙为神，亦不过克全此二者而已。

是知夫人非火不生，非土不长，凡降火苦寒之剂，未有不伤脾胃者。祛火克土，岂可轻用哉？景芬 谨识。

【点评】强调扶主气重于去客气，先天离火生后天坤土，反对只知苦寒泻火以去客气。

玄府论

玄府者，即仙经①所云"玄牝""规中"也，在一身之中正，乃气血之道路。故治病者先要通玄府，不然治亦不效。上焦玄府以心肺为主，必先要用通心肺之药；中焦玄府以脾胃为主，必先要用通脾胃之药；下焦玄府以肝肾为主，必先要用通肝肾之药。此治病之最要者，故笔之以启后学。杏林②云："一空玄关窍，三关要路头；忽然轻运动，神水自周流。"

"真人潜深渊，浮游守规中。"此即仙经所云也。作事要上下和睦，全便时宜也。景芬 谨识

【点评】从道教的角度认识玄府，认为玄府为气血运行道路，故以通为顺。

五行平过不及各名

经云："其五行平过不及，各有名也。"今分而详载之，以备采焉。

木平名"敷和"，火平名"升明"，土平名"备化"，金平名"审

---

① 仙经：泛指道家经典。
② 杏林：指石泰(1022—1158)，字得之，号杏林，一号翠玄子，宋代著名道士，著有《还源篇》。

平"，水平名"静顺"。

木不及名"委和"，火不及名"伏明"，土不及名"卑坚"，金不及名"从革"，水不及名"涸流"。

木太过名"发生"，火太过名"赫曦"，土太过名"敦阜"，金太过名"坚成"，水太过名"流衍"。

经又云："不恒其德，则所胜来复；政恒其德，则所胜同化。"言此四句者，所言一经虚衰，则克之经必来犯也，治理不差，则病全愈，不论胜己与己之胜，同化为平矣。

凡为治者，全凭认理之不差也。若认明至理，无往不克；若差之毫厘，则失之千里也。凡事岂可含混而勉强应承哉？此即邪不侵正之谓也。景芬 谨识

【点评】语本《素问·五常政大论》。

头疼及目论

头以像天，一身清阳之气、精华之血，皆会于此也。如六阳之脉循经而行，则无头疼目疾之患。若外感受风寒雾露之触，内因受湿热痰火之蒸，其疼由此而及于目也。若脾胃虚寒，以致清阳不升，浊阴不降，则手足厥逆也。有头疼极重而目不病，有头目俱病者，治宜发表解散。亦看内外障，若内障，必须温散加以补剂，总以认症施治为要。如目起旋螺，得温觉轻，见寒尤甚者，非大剂温补不能愈也，参、芪、桂、附，为治此之要药。若如头目俱疼之症，听信俗传，不时荡洗，再服苦寒，以致其疼更甚，非加参、附、丁、桂，不能止其疼；若厥逆凉过肘膝者，不治之候也。若素本不虚，率然而得头疼

者，为感冒也，表散即愈；若久而不愈者，则为头风也。凡头疼多有及目者，何也？目乃肝之窍故也。六阳皆会于头，惟厥阴之脉，上入吭嗓，连目系，出额，故治者常以七经辨之，总以属虚者多而属实者少也。虽然有痰火温寒风热及气血虚弱食瘀之别，皆能伤乎脉道而目为之疼也。夫头疼若太阳病，疼在后脑；阳明病，疼在额；少阳病，疼在两角；厥阴病，疼在颠顶而吐涎；阳明而又挟鼻连齿，各有分别。如人实，当寻风火痰以审之；若人虚，则寻气血虚寒阴阳表里而治之，析辨分明，可得病情矣。若是受寒太过，额冷，是少阴疼；若服凉寒，疼尤甚者，是太阴疼，更须用参、芪、姜、桂、丁、附等药以温补之，不然仍再用寒凉之剂，深有性命之忧，慎之慎之！

近来头疼及目，多有针灸者，往往坏目。此令人最可恨者。坏目者亦不觉，治病者亦不省，真可惜哉！景芬 谨识

【点评】认为头为诸阳之会，头疼及目是受邪所致，要辨别病因及分部位施治，强调受寒用补气温阳发散药，反对服用寒凉药。

治头疼分阴阳辨

凡人头疼以及诸杂症疼者，皆以身热为阳，身不热为阴也，身凉肢冷为虚寒也。惟虚人而身亦热者，此为大症。有舌灰唇焦者，甚而有欲坐井中者；有漱水不欲咽者；有畏明怕烟者。似乎大热而口鼻之气反不热，病人自觉热甚，他人以手探之，皮肉皆不大热，此谓阴极逼阳外露也。遇此症者，当用大剂参、附、丁、桂等味，或可挽回真

阳而愈也；若使误用苦寒，如火投水一般；若用平治之剂，反增其病。凡此须宜急治，迟则无济矣，而况误治乎？夫病至此极者，乃气将脱、阳欲竭也。若凡目疾，服消散药不愈者，务当速为改图以补其虚。若左目重者，为阴虚血寒，则身不热，若只血虚，则身热，不时烦躁，或日晡发烧、骨蒸等类，及目则羞明，治当用桂附逍遥散加丁、萸诸味，以降浊回阳为要，阳回则夜疼羞明自愈矣；若右目重，为阳虚火微，虽不必受寒，而身亦有寒者，治当用桂附回阳益气汤加丁、萸诸味，回阳抑阴而目自愈。凡目疾乌睛向外红者，皆是阴症，兼寒者，胀疼不已，昼夜不眠，亦当照前法治之，其效更捷。若误用苦寒，不但其目必坏，而性命定难保全也，可不慎欤？若阴虚发热者，一用凉药，其热尤甚，若见热不退，倘复用苦寒，乃催其死也。医士多受其弊，此皆不明虚实也。岂不知此火为龙雷之火，遇阴而盛，逢寒尤烈，治须大温大补以回阳，阳回而阴自熄，龙雷亦即藏伏也；若虚烦不眠，加枣仁、远志敛气安神，未有不愈者也。是以知虚热实热之大不同也，务当分辨之！

治病不但头目，而各症亦然。若能分辨虚实而分条治之，无不随手而愈也。分别虚实乃治病之要，是以有"南北不同治""贫富不同治"之分别，即推确虚实也。景芬 谨识

经云："头疼者，原因风邪循风府而上，则为脑风也。"风府、风门二穴俱在脑后，脖上发辫之下，风自此吹入，即成脑风也。

此症古人无之，今之僧道此症亦少，何也？乃圆领高大，障风而不得入也。景芬 谨识

新沐中风者，则为首风，其状头额多汗，畏寒而恶风，常有数年、数十年不已者，用风药亦不见效。此乃因犯大寒，深入骨髓，髓

以脑为主，脑逆，故头疼如破，及齿目皆疼，手足指皆凉，名曰厥逆头疼，须用大温之剂，即回阳益气汤加蔓荆子、细辛、荆芥以引药上行也。治此颠疾也，原因下虚上实者多有之，乃因肾中正气虚，肺中受寒而邪气实也。盖肾气既虚，而不能摄膀胱之气，故邪气得以上逆，以致头疼如破也。此头疼症中之最重者，人多不知之。若用散风及寒凉之药，甚于饮人以鸩酒也，可不慎之！凡头疼者，有耳鸣及九窍不利，病在肠胃，皆同前治之，若疼甚日久或误治，手足寒凉一过膝肘者，即是地下人矣。

此症多有喜用热水荡洗者，虽一时见轻，转瞬又重，亦有喜用炭烤者，即此症也。景芬 谨识

经又云：头疼，风也，寒也，正气虚也。头以像天，至高其居，非清阳之气、精华之血不能到此，若受六淫之浊、五贼之害，侵占脉道，不得运行，壅遏而作疼也。如身热而疼者，实也，阳也，风也，散解即愈；若心烦恶热喜凉，用凉药清热可也，宜用散风汤加清解之药以治之。

头疼有虚实寒热风邪，其症不一，而其形状亦不一，治之更不一。此中须当留意察之也。景芬 谨识

夫头疼若受寒挟湿者，其疼必引小络，得温觉轻。因疾作疼者，时时欲吐；因风作疼者，时时恶风；气虚者恶动；血虚者心神不宁。按此分辨施治，稍加风药作引，自要胸中洞然，则手到病除矣。

又经云："头疼病目"者，何也？目乃肝之窍，又系风脏，若肝风一动，则必先入窍矣。《至要论》云：凡人壮盛，再不中风。此言信矣！方知贼风乘虚始能入也。

夫凡头疼，挟风、挟湿、挟热、挟痰等症，皆宜太阳散风汤以主之，临时按症加减可也。此风热有余之症第一神效良方也。若虚寒等症，不可用此，切记之！附方于后：

太阳散风汤 专治有余头疼，亦须临症加减。

羌活　防风　荆芥　细辛　菊花　旋覆花　薄荷　独活　柴胡　升麻　甘草各用一钱

姜三片，水煎服。

若挟虚挟寒，此方必不愈，宜用温补。气虚者用回阳益气汤；血虚者必致眉尾上攻而疼，宜用四物汤加薄荷，重者用回阳逍遥散。若人虚者，足寒而身首不热；若人实者，上热足寒，宜用既济解毒汤去大黄而治之。凡实人头疼，上热者，上实也；足寒者，下虚也。虚人头疼而足亦寒，惟上不热，以此分别之。

又偏头疼，左为血，右为气，皆虚也，亦不可以为定拘，总按外献之状，以急者治之为妥。一切外献，前已备载矣。

又有头疼脑中雷鸣者，为雷头风，亦有鸣而不疼者，均以清震汤治之。

清震汤 专治头中雷鸣。

苍术四钱，炒　升麻四钱　半夏一钱　天麻一钱　黄芩一钱　薄荷一钱　甘草一钱　青荷叶一个

姜水煎服。

玉壶丸 专治头疼挟痰者，此症必吐痰，心中痞闷兼疼。

生半夏一两　生南星一两　麦面三两

共研为细末，以姜汁调合为丸，如桐子大，水煮，以浮起为度，每服三钱，白水送下。

黑锡丸 专治真头疼，此为脑疼，一疼即死者，服此者，可救一二。

沉香　附子　破故纸　肉果　金铃子　肉桂　茴香　葫芦巴　木

香　巴戟天　硫黄　铅

各等分炒成砂子，共合酒糊为丸，每服五钱。

余以桂附理中汤治斯症更捷，得此症者不能久延，恐合丸一时不得，煎汤药不及，为末灌①之，亦救急之一法也，可愈二三。

选奇汤 <small>专治眼眶眉棱骨疼，见光尤甚者。</small>

羌活<small>三钱</small>　防风<small>三钱</small>　黄芩<small>一钱</small>　甘草<small>一钱</small>

姜水煎服。

生熟二地汤 <small>专治人肝虚而目发暗，视物不真，并无他症者。</small>

生地<small>一两，用姜酒炒</small>　熟地<small>一两，用姜酒炒</small>　甘菊<small>一两，去蒂</small>　石斛<small>六钱</small>
枳壳<small>六钱</small>　防风<small>六钱</small>　牛膝<small>六钱</small>　羌活<small>四钱</small>　杏仁<small>四钱</small>

共为细末，用黑豆半升炒炭，用干酒一斤浸黑豆炭，浸透，取前药末五钱，合酒煎服。

【点评】在对《治头疼分阴阳辨》中重点阐述真寒假热证的辨治，强调温补回阳治疗的价值，但其主要据左右辨阴虚阳虚的方法似较为刻板，其一味认为目疾头疼多为虚寒的认识也有偏执之处。选太阳散风汤为治实邪头疼通用方，并对其他各种头疼分别进行辨证选方治疗。

六经头疼分别辨

手太阳<small>小肠</small>、足太阳<small>膀胱</small>，脑后疼是也。

---

① 灌：原作"嚯"，据文义改。

手阳明_{大肠}、足阳明_胃，头疼在额，连鼻齿皆疼是也。

手少阳_{三焦}、足少阳_胆，两角疼是也。

手厥阴_{包络}、足厥阴_肝，颠顶疼是也。

手少阴_心、足少阴_肾，必受大寒，额冷而疼是也。

手太阴_肺、足太阴_脾，上下内外皆疼是也。服寒所致，其疼尤甚，须别之。

夫学医者能治一病，而果胸中洞然无病不宜乎？而世医多以头目内外小儿妇女各症为专门，诚谬矣。景芬 谨识

【点评】主要按六经部位辨治头疼，强调阴经伤于寒。

新定试验内外障虚实寒热法则症治诸论

余以后学不能辨别阴阳虚实气血寒热内外之别，故此按经分类症治法则。今特书写明白，令其易解，内外障或阴或阳之别辨，而入门之要道也。若外障者，自外而得，属阳为实，目中若有红翳，必是自外向内而侵乌睛，虽疼，开目能视，其色鲜润；若内障者，自内而起，属阴为虚，目中若有红翳，必是自乌睛向外而侵白睛，其色淡板，虽不疼，亦视物不明。此内外二障之别。其色须留心细辨，后学以此为则，治病有倚矣。若睛上有白点白陷者，乃虚而兼寒也，不拘左右，皆为气虚。若左目疼者，多血虚，其症晡热者多；若右目疼者，多气虚，其症厥逆者多。此二症皆寒也。又以晨昏分阴阳也，故晨重者阳中阴不足也，昏重者阴中阳不足也。目作痒者，风热也；胞肿者，湿也，疼者寒也，不疼不痒者，虚也，羞明者，阳虚也，作热

者，阴虚晡热也；目睛光明而润者，肺经虚寒也；胞内起疙瘩子者，脾湿也；目纲紧急者，脾寒也，即拳毛倒睫之渐也；目纲缓者，脾肺不能行受水也，此脸皮宽解之渐也；泪多者，肝寒也；睛有坑陷者，气虚也，命门火衰也；血贯瞳仁者，心火偏盛也，真水不足也；瘀肉板睛者，心脾虚热，真水不能上行以制火也；目前见有黑花飞者，心肾不交也；睛起水泡者，苦寒药所致也。额冷者，真火不升也。凡冷汗厥逆，寒战而栗，喜热恶寒等症者，皆为真火不足也。虚症多端，难以尽述，当细心留意，临症莫忽可也。凡额冷者，当用热解热补，小温无效，此乃火星衰微之故也。若凡饮食之间，而额先出冷汗者，此为气虚，而身虽不冷，亦当温敛温补，断不可清解攻下也。如病者自觉热极，而他人以手探之并不大热，亦宜大用温补，敛阴回阳，即用温补亦须速治，迟则无济矣。凡病知味能食者，胃尚健也；知味而不能食者，急以补命门之火以健脾，此症切忌八味地黄丸，内中虽有桂、附，最不宜用也。不特目疾，即杂症亦忌之，何也？凡气虚不能食者，最畏熟地，滑滞之故也。若误犯之，其人欲泄而不能泄，倘若一泄，则不可问矣。虽当时泄后自觉见轻，少迟一时即气绝矣。气虚之人而畏熟地者，何也？以其少则滞隔，多则滑肠也，须知之！若左目自内向外者，宜桂附逍遥散；若右目自内向外者，宜用补中汤加桂、附、丁、萸之类，以疏肝降浊为要。凡脑疼者，名为寒结脑，宜用枳实理中汤加丁、萸、桂、附、香、砂、干姜等药治之，立可愈矣。此症皆因初受风寒，宜解之时而不解，以致久瘀成热，误用苦寒攻下，反使寒结脑中，故名。凡此症日久之状，日则安静，夜则诂①语，如见鬼状，不宁不眠，此为寒结脑之甚者也。凡夜重者为阴分

---

① 诂(zhān 詹)：多言。

病，须用热以开之，斯疾愈而目自愈也。若痞闷，治亦同上，再加芎、归可也；若恶寒，再加桂、附。凡目疾呃逆者，乃寒入肾也，如声微用半夏竹茹汤，如声高用羌活附子汤加丁、桂、香、砂、姜立愈矣，此方胜丁香柿蒂汤远矣。如病人所见非常、妄言妄见者，须用补中益气汤加附子、枣仁、远志、茯神等味，以安其神，必须日夜连服五六剂方妥，缓则多无救耳。如目睛时疼时止者，宜补，须分左右而治之。凡目淡红色者，必不疼痒，惟视物不明，亦有目中并无翳系而视物不真，以上皆气虚也，宜用温补。凡目前飞花者，或红或黑，病在心肾；目前如堆烟者，病在肾，多欲伤也，皆宜大补肾经。如不见效，须用补中汤加故纸、杜仲、熟地、附、萸等味降阴以回阳，目自愈也。此即血伤也，极①以补气为先是也。如瞳仁色灰色白者，急宜补气；如目起旋螺，日食数次而仍饥者，此肝经风盛而脾经气虚，名为多食，治宜疏肝理脾。此即增气也，最难愈耳。若以能食为美，岂不知是贼火杀食也，必致瞳仁变色，青盲则无治矣。若内障二目全病，以十全大补汤加砂仁、木香以治之，香砂能开导肝肾之路故也。此以上皆从治之法也，惟虚火当补是也。若一用苦寒，岂特坏目也哉？慎之！慎之！

从治之法，乃从权顺势，譬如天地之正气诸邪不能并立也，无拘何病，总以扶正祛邪为要。先天之火、后天之土，为人一身之根本，岂可轻去哉？凡气虚已极之人，不特畏熟地，即当归、苁蓉，凡滑肠之药，皆不宜用也，何则？恐肠一滑，而气随食而下，收摄不住，气尽不死何待！内障外障，最好分别，其形、其色、其状，其行动、饮食、声音，皆不一也，必须心中洞然，则一目了然矣。景芬 谨识

---

① 极：通"亟"，急。《荀子·赋篇》："出入甚极，莫知其门。"

【点评】据阴阳虚实气血寒热论述多种眼科病症的辨证治疗，为全书少见的立论平和全面之处，堪与《审视瑶函·识病辨证详明金玉赋》相媲美。但其治疗主张的根本倾向仍在强调温补，反对苦寒治目，提出气虚者慎用熟地。

瞳仁变色辨

凡瞳仁变色者，皆两肾之病也。目中全无云翳，亦不红肿，惟瞳仁不是正色，此两肾中之水火涸绝也。瞳仁惟青是正色，凡他色皆是病也。有变为红、白、黄、紫、蓝、绿六色，皆废疾也。黄色者，脾土下陷于肾也，土克水也，水亏已极，故夺其位焉，此为鬼贼克，不可治之症也。色白者，肺陷于肾也，尚有黑边而未全白者，尚可治，此谓金寒水冷而不化也，得火则化，故当大温大补也；若全白，为母夺子位，则无治矣；其有黑边者，子尚未死，故云"可治"，此即生中伏杀机，杀中伏生意是也。蓝、绿二色是肝虚，全无生意，脾虚下陷肝肾而成其色也，此乃肝肾虚极，不能藏龙雷之火，即阴虚火动之谓也，此乃土、木、水三者相搏，互相胜负，故色变也。蓝是胜己之色，肝虚也；青是正色，绿是脾陷于肝，二色相合而成。绿色有深浅之别，皆不治之症也。凡受此症者，乃真火绝，贼火盛，虽能食，亦不过虚衍岁月而已矣，岂能久于人世哉？红、紫二色乃火降于肾，而肾水流涸也，治当大滋肾水，提火上升，不留于下，火升水降，其病自愈。若延迟日久，真水已绝，真火已息，则不能治矣。若饮食懒进者，忌用熟地，用益气汤倍归、芍、附子，使其左行引火归元，其目自愈也。煨肾丸亦可用，胜六味丸远矣，此即无形而生有形也。

故凡少食者，宜补气为先。气本无形，能生有形之血；血本有形，不能生无形之气，此即"无形而生有形也"。故经云"血虚者以补气为先"是也。此万古不易之言也。景芬 谨识

【点评】认为青（黑）为瞳仁正色，其他红、紫（心火），白（肺）、黄（脾），蓝、绿（肝）六色分属心、肺、脾、肝及肾，皆在病变严重时出现，有可治不可治之别，并论及相应的治法。

湿寒浸淫论

凡人身体、头面、手足起水泡，破而成疮者，此为湿寒侵淫之症也。有病及于目者，有病不及目者，此乃脾经宿湿，肝经伏风，二经相搏而成斯疾也。故水泡破而成小疮，其痂甚厚，何也？肝遇寒而气盛，胃受寒而不化，木克胃土，将胃中之湿触出也。湿外溢则成疮也，治当补火以生土，散风以去湿，故疮易愈，疮愈而目亦愈矣。若用苦寒，为内外克，不是治病，是速其死也，何则？脾喜干而怕湿，胃喜润而忌燥，肝喜热而恶寒，此本脾经宿湿，治宜补火除湿健脾为主，胃本湿土，若脾湿而胃尤湿，肝见寒而气盛，土见寒而不化，不死何待！故治此症者，除湿健脾为主，补火去寒而肝气自平矣，岂不立愈也欤？

此症有作痒者，有作疼者，有不痒不疼者。痒者，风也。疼者，阴虚血热也，非真热也。肝气盛而血必燥，燥则热，是以治宜散风以除湿，补火以平肝也。若以外科论之，用解毒之剂，非苦即凉，大非其宜矣。景芬 谨识

【点评】阐述湿寒与肝脾两脏的关系，阐明补火健脾除湿法的原理，反对苦寒除湿。

头顶发际生疮目起旋螺论

人有目疾而头面生小疮，不疼不痒，乌睛色白而起旋螺者，此皆湿寒所致，乃上焦表虚也，亦非火，亦非游风也，治当固表祛寒去湿以补气。古人用羌活附子汤加丁、桂、木香以治之，屡验。余用益气汤加附、茋、丁、桂、香、砂治之，亦屡验。此病总以去寒除湿益表为本，随病加减可也。

此症与上同而异，万不可以大散也，因表虚故也，上症尚可缓。此症一起旋螺，刻不容缓也。景芬 谨识

【点评】介绍益气温阳除湿法治头面生疮，目起旋螺，辨为湿寒的关键在不疼不痒、乌睛色白，其用药的关键在益气温阳。

目腿上下互疼论

有小儿肾肝虚寒而目腿上下忽疼之症，忽尔腿疼则目不疼，忽尔目疼则腿不疼，忽上忽下，似乎邪祟，日夜不宁，医多不解。余以为肾肝受邪，何也？目乃肝之窍，腿足属肾经，此谓乙癸同源，故知是

肾肝受寒而虚也，用枸菊巴蓉①汤治之即愈。若寒重者，须加丁、桂、附、萸，虚极宜补。是症莫以小儿为纯阳之体，执固为拘也。

此症小儿最多，而二三十岁之男子亦有之。当时形状令人不恻，故世人多以邪祟目之也。凡受此症者，其人白睛多而乌睛少，乃天然也，故知夫肾肝不足而受寒也明矣。肾肝不足则乌睛少，疼乃寒也。景芬 谨识

【点评】从乙癸同源论小儿目腿上下忽疼，认为症属肝肾虚而受寒。

目光外射不见瞳仁

目中浮光罩住瞳仁，不见形色，目睛全无他症，光芒外射，视物不明，在日光下惟见其光，不见瞳仁，于无日光处，始可分辨。此乃肺受大寒故也，治当用补中汤加冬花以温肺，不过数剂即愈也。

此金寒而凝滞不化也，用款冬温肺汤亦效。景芬 谨识

【点评】本症表现待考。

目涩难睁

凡人目涩难睁者，约皆血虚也。目中全无他症，微有红线，不疼

---

① 蓉：原作"容"，据卷三"枸菊巴蓉汤"改。

而胀，日夜不宁，亦有疼苦更甚者，亦有肠疼兼痢者。若左目重者，用四君子加归芍，再用逍遥散加桂、附以治之；若右目重者，用益气汤倍归、芍加桂、附；若痢者，加地榆、益智仁治之，即可愈也。切不可用消积药，恐伤生生之气，反不愈也。

目涩难睁，两胞①多发紫色，与弦②紧相似，总是血干故耳，失血之后多有此症。景芬 谨识

【点评】目涩多属血虚，但作者除按左血右气辨，以归芍养血外，更用益气方加桂、附，当属重症，或当从肝脾着手治本。

乌睛白睛之间起黑白泡

凡人乌睛、白睛之间起黑泡、白泡者，皆气血两虚故也，其泡或青或黑或白，大小不一，其疼无比，既已气血两亏，再服苦寒，必致如此。故受大寒者，必大疼大胀，其睛已破，则无治矣。虽起泡而未破者，急用益气汤加温补热药以治之，连服数剂，泡伏疼止安睡，五更时必然大泻，将所受苦寒之气触出方妥。仍以十全大补汤调理。若失禁忌，必有残患之虞。不拘左右，皆同治法，最忌针刺，一犯无治也。

此最险之症也，皆因内本两亏，再受风寒，或服凉药所致，急宜速用温补，大剂连服方可。其睛不破，其疼不止；其疼一止，则不可治矣。此与旋螺相似。景芬 谨识

---

① 胞：原作"泡"，据文义改。
② 弦：目弦，指睑缘。

【点评】认为本症系气血两虚，再服苦寒所致，故用益气汤加温补热药治疗，如因外伤及外邪所致者宜详加辨证。

瞳仁色白

凡人瞳仁本是青色为正。变为白色者，此肺气虚寒，下陷于肾也。尚有黑边者，必在上胞小眦之间，还可治，不疼不痒不胀，全无他症，急用益气汤加桂、附，不过数剂即可转黑能视矣。原方多服，永不再复。若全白即无治矣。

此症多有房劳过度，伤损太过，及白浊滑精均可致之，是以最忌房劳及服苦寒之药也。景芬 谨识

【点评】从色白辨其属肺，用益气温阳法，其要害在不疼不痒不胀，全无他症。

目内周围红肉瘀塞将乌睛遮覆不露

凡目内周围瘀肉将乌睛塞满，全然不见，反将上下胞撑出，不疼而胀，若尚透明者，远近皆不能视，虽能视，亦不真，此乃脾胃湿瘀，被寒药所伤也。又有日夜作疼者，有不疼而极闷胀者，俱照益气汤、六君子汤、渗湿汤择而用之，可以渐愈，而不能欲速也。此因脾胃虚湿，下火上炎而侵肺，故用益气补脾、保肺、平肝、去湿等药，

再加桂、附以引火归源，加枣仁、茯神、远志以养心，加麦冬以清火，而疾自平矣。

此症目内红肉长满，有将上下胞粘住者，而眼睛不能动转，其胀不已而疼者多，不疼者少，又兼有口中气臭者，治宜加顺气消食清肝等药亦妥，用归脾汤加麦冬、陈皮、葛根、知母者亦可，余曾以此治之。景芬 谨识

【点评】本症临床可用清热活血法，作者辨为湿瘀，其前提在寒药伤脾致瘀，故用补脾益气去湿法。

乌睛星翳

乌睛之上起白点或浮白，名曰"星翳"，不疼不痒，视物不明，此乃脾肺虚寒也，治用益气汤以主之。白点浮白者，皆系寒凝于肺也。肺主表，故白献于浮也，乃脾虚不能生肺故也。脾经气虚，火微不能上升于肺，肺寒肾冷而肝则凉，故白点献于乌睛之上也。若虚甚亦有白睛红者，虽红必淡而板，不似阳症红而鲜润也。内障虚者极多，不能备述，临症留意可耳。

此症皆系病后而落此者多，或得热症，或出痘疹，彼时服用寒凉太多以伤脾，脾伤日久则虚而不能升肺，以致肺经受寒，肺金遇寒而凝，脾因肺，肺因肾，肝相继也，故白点献于乌睛也，只内服尚不可去其白点，必须点药，加干姜、人乳以温之，俗云"萝卜花"，即此也。景芬 谨识 若年久或年老之人，皆不好治，多有不效者。

【点评】本症现代临床多认为以风热湿邪为多，作者据白点外浮辨为脾肺虚寒，或与年老病久体虚，或过用寒凉药等有关。同

时对乌睛白点的寒热虚实辨证进行比较解析。

十字锁睛不治之症

锁睛症，其形状目睛之上有十字红丝，上下通入两胞之内，而横通两眦之间，如十字红丝一般，将白睛、乌睛、瞳仁十字陷下，名曰"锁睛"。此五内之大疾也。目以肝、肾为主，经脉不调，诸窍皆缩，疼苦切心，亦有不疼者，皆不治之症也，远则一年，近则半年，其人必死矣。

此症最少，妇女或有之。余未见也。先祖尝治斯疾，约以将一献形而未及陷下，正在大疼之时，尚可挽回百中二三耳。景芬 谨识

【点评】为眼科重症，是目睛血络病变的特殊表现，他书罕载。

目起旋螺突睛白泡红泡等症

乌睛突出者，肝、肾二经受大寒所致也，或凉药所致也。此本下元虚极，故寒易入也，故不治者多。如乌睛有白点、白泡，而胀疼未已，瞳仁未坏，尚可治，急用益气汤加附、黄、丁、桂以速治之。此突睛症与起旋螺稍轻而稍缓，乌睛上起泡较起旋螺尤轻，治以抑阴回阳为主，则胀痛自已而泡可消，虽愈亦不能如故也。若乌睛起泡，胀

疼已极者，急宜速治，迟则无效矣。若乌睛突出，胀破目睛，则无治矣。若未破者，急用回阳益气大温大补之剂，服药后眼根露白，乃是阳回而有生机矣。若手足凉过肘膝者，必死之症也。

此症最险且急，若疼一止则不可治也。若误治，不但坏目，而性命亦不能久于人世也。景芬 谨识

【点评】辨为寒证，与其受大寒用凉药及乌睛白点、白泡有关，尚需结合病程等综合考虑。

白睛上如煤灰

白睛之间如煤灰一块，此风痰上注于肺而色故献于白睛也。亦有寒痰者。风痰属肝，寒痰属肾，此乙癸同源之义也。治风痰宜用六君子加南星、前胡；如寒痰，宜用肾着汤、渗湿汤兼用，或附子麻黄细辛汤加南星、半夏、肉桂等味，亦可外点追风散加熊胆、牛胆黄。倘如已凸出者，则无治矣。

此症用六君子最妙，如湿痰加风湿药可也。其形多在上胞所覆处，治者多有认为云翳者，亦有白睛乌睛之间者，白睛色灰、乌睛色暗者，总以去痰为主。景芬 谨识

【点评】据病位和症状颜色形状而辨为风痰、寒痰，他书罕载。

胞肿如杯如球

两胞水肿，如杯如球，疼痛莫禁，不能睁视，此胃中湿淫所致也，宜用羌活胜湿汤，外点除湿散。此症多因内受湿淫，外因风寒所束，以致肺不能行水，脾不能受水，胃中湿淫太过，浊阴不能下降而反上逆，故水聚于两胞而成斯疾也。故宜大加散风除湿以治之，无不愈也。若服寒凉太过而水凝不化，必然大疼而坏目矣。

此症秋夏最多，而春日未有此症，故知是一味淫湿所致也，明矣。景芬谨识

【点评】水聚胞睑肿胀，散风利水除湿。

血贯瞳仁

此症形状，自内眦一道血脉通于外眦，则失明矣。初起时红脉宽如韭叶，色红无荫，自内眦直冲瞳仁，过了瞳仁则失明矣。此症之得，多因劳心太多，夜间不眠，以致心血耗损，躁暴已极，故来之速也。治宜凉膈散除躁清心经之热，数剂可愈也。若迟日久，血脉已定，点药无效，服药无功，则目盲矣，治当用辛凉之剂，不宜苦寒，或竹叶石膏汤、导赤散均可择而用之。

目疾总以虚寒者多而实热者少，何也？凡实热之症，虽不治，久而火退自愈。虚寒非治不可，故成重疾者，皆虚寒症也。惟以血贯瞳仁为热症，其实亦

是虚症，何也？劳心过度，夜不得眠，始得斯疾，虽云心血热，然血非虚不热。故用药宜辛凉，不宜苦寒也。好赌博者，此疾多也，皆因劳心之故耳。景芬谨识

【点评】文中血贯瞳仁治疗为全书极为少见的主张运用寒凉药的例证。即便如此，仍强调目疾虚寒多而实热少，反对苦寒清热，主张本症只能用辛凉之剂。

羞明伏地

忽尔两目羞明伏地，最怕光亮，虽在暗室之中，亦不敢抬头，此即九窍不利，气虚已极，故为真阳虚微，不敌日光也。治宜急用回阳抑阴之剂。左目重，用逍遥散；右目重，用益气汤；二目同病，用十全大补以主之。俱加桂、附等药为佐可也。凡大虚之症，多有不疼不痒，亦无他症，惟视物不明，亦有忽尔大疼，比他症疼尤甚者，非大温大补不能愈也。

人有自幼不敢仰视者，乃真阳秉受不足也。此症不拘壮弱炎热之时，非附子、肉桂不能见功效也。景芬 谨识

【点评】羞明本为外障病症中的常见症状，与本症这种不疼不痒的大虚之症截然不同，治疗用药亦迥然不同，临床需要注意辨别。作者提出真阳虚微用大温大补法有骤然出现和自幼发生两种不同情况。

目中结骨症

在上胞内有一块如杏核窍形，扣在胞内，翻转则露出似骨，此为结骨症，皆因脾虚受湿所化而成，宜服益气汤加除湿行血等药，外点六龙散加化腐之药，其骨自化而愈矣。

点药中须加朴硝、青盐，用硇砂尤妙。景芬 谨识

【点评】此结骨症之"骨"似骨而非骨，实为痰湿凝聚。外用化腐药宜谨慎，以免伤及黑睛。

腐皮遮睛

目睛之上覆盖一层如豆腐皮然，不疼不痒，其皮干硬无津，极厚，此皆因原有湿热在内，而大受风寒，将湿火闭于内，再服寒凉，以致血凝于内，寒束于外，久而结成斯疾也。点药不化，服药无功，须用利刀剪割之法，将腐皮割破，露出目睛，再行内服散风除湿、清热活血、养心平肝等剂，外点六龙散加化腐去肌活血等药可也。

割时先点巴霜以止疼止泪，再用小勾将腐皮勾出，再轻轻以利刀割之。割后先点止血定疼散以止疼。切勿勾住目睛，又不可割去两眦之肉，总以细心看清，不可忽也。景芬 谨识

【点评】其皮厚硬，上覆黑睛，用药难以见效，多需手术治疗。

瞳仁散大

夫人之瞳仁散大之症，有失血伤者，有血本不足者，有房劳过度者，以此可致瞳仁散大，皆因血不附气故也。宜用益气养荣汤加枣仁、白芍、金樱、五味以敛之，外点珍珠敛光散。如瞳仁已敛如故，仍不视者，不可治也。

人之瞳仁本如绿豆大，若小亦为病，若大即此病也，须用酸味之药加于补剂内治之。如敛小而不透明者，仍是气血未复也，须以大补之剂，静心养久而自明也。若年老者难治。景芬 谨识。

【点评】瞳仁散大，多与绿风内障有关，或病重或久病视力受损。本书益气收敛的方药是传统方药中较为明晰者。

目侧斜视

有侧视者，有斜视者，又有上下视者，皆由气血有伤，五行偏盛所致也。有贼翳者，有跌打损伤者，有误用药伤者，所伤虽不同，而治法则一。大凡诸窍不通者，皆属气虚，故用益气汤加附子以助参、芪之力，补中即是正瞳也，外点追风散加朱砂、铜绿以正瞳仁，气血一盛则瞳仁自正也。或服养正丸，再以正瞳膏贴之亦可。

若目睛斜而非瞳仁斜者，以正瞳膏贴之，左斜贴右，右斜贴左，服养正丸即可正也。若瞳仁斜则非大养气血不能如故也。景芬 谨识

【点评】侧视、斜视者长幼不一，原因复杂，不能将其仅归为气虚。再者瞳仁斜与目睛斜两者概念和病因病机完全不同，不能混淆。

目前飞花

凡目前见有花飞者，有红、黄、黑、白、蓝五色之别，皆自右向左飞，均属气虚也。五色者，分五行也，黑肾，白肺，黄脾，红心，蓝肝也。黑花者，宜用金匮肾气丸、八味丸治之；白花者，宜用益气汤加附、萸治之；红、黄二色花者，宜用养心归脾汤治之；惟蓝花用泄肝汤治之，何也？肝经以泄为补是也。

凡飞花必头旋，皆主气虚者多，总是虚弱人有此，而少壮之人并无此也，虽初不碍于目视，日久亦成大疾也。景芬 谨识

【点评】眼前飞花原因复杂，其方向不一，虽可分五色而辨，还要考虑外因所致者等多种复杂情况。

目弦湿烂

凡目弦湿烂者，内外湿瘀所致也。内因脾湿而外受雨露，或洗浴

受风而湿不散，故聚于胞弦也，宜服燥湿汤，外点追风散加除湿散以治之。风湿除而目自愈，若年久亦成虚疾也。

此症初得数日可愈，至重不过一月。若年久则属虚，颇不易治，须用六君子汤加减治之。景芬 谨识

【点评】与诸家认为本症因于湿的认识相一致，景芬更提出年久用六君。

瞳仁缩小

瞳仁缩小者，全无他症，惟瞳仁缩如米粟者，初则尚可微见，少迟则不能视矣。如其色仍黑而不变他色者，尚可治，急用大温大补之剂，加以养心和血平肝之味方可渐愈。凡得此症者，其人腹脐、心窝、肛门、外肾，妇人及乳头、阴户，均觉搐缩，有疼，有不疼者，不能尽述，乃肝经阴中之阳气亏极，方有斯疾。此乃肝中最恶之疾也，故多不治。不拘男女，左右皆因不如意而日夜忧闷哭泣所得也，故宜温补。若一用克消寒凉，目坏事小，而误人性命事大矣。

凡瞳仁暴怒则突出，纵欲则散大，色过则色白，愁闷忧思则缩小，皆恶疾也，不可疏忽，临症细玩可也。景芬 谨识

【点评】本症现代认为多因于热，急用大温大补之剂的治法，似宜谨慎。

斑后目久不睁眵泪如脓等症

五脏惟脾经统领一身之气血而和阴阳者也。此症皆因斑后气血亏极，不能以致阴阳，则清阳之气不升而浊阴之气不降。此际阳虚下陷，阴盛侵阳，故生白翳，羞明难睁，眵泪如胶，遂即坏目。治当升阳降阴、补气和血，尤须温药以平肝，方可愈也。若见其目红，认为热症，用解毒寒凉之剂，十死其九，不特坏目也已。若用逍遥散以养肝血、平肝气，最妙之方也。若太重者，须先用益气汤以回阳为妥，万不可以用清凉也。

此乃皆因出斑时用过凉药太多，苦寒以伤脾胃所致也。此谓脾虚已极，非大温大补不可，不但用苦寒，即稍用清凉之剂，其目必坏。此最难治者，何也？小儿为纯阳，气血未就，精力不成，一脉弱阳而无扶助，是以一损而极，气力甚微，调治亦难充满之故也。景芬　谨识　切莫以为斑毒未尽除而再用清解也。

【点评】告诫斑后慎用寒凉，其升阳降阴、补气和血、温阳平肝的用药主张颇具见识，渊源于东垣。

雀目

盖雀目者，日出能视，日殁①则不能视，此阳虚阴盛也。盖阳生

---

① 殁：同"没"，隐没。

于子而旺于寅，至午阴生，阴盛于酉，阴盛阳衰，阴气闭住阳气，则不能视矣。治当补阳抑阴，兼除湿而升阳，其目自愈。内服升阳除湿汤而外点六龙散可也，或服雄黄鸡肝丸，亦可立愈也。

将黄色雄鸡肝一具煮熟，将雄黄研为细末，以鸡肝切片蘸雄黄末食之，以煮鸡肝之汤送下，轻者一付，重者不过三付即愈也。鸡肝能升肝中之阳，雄黄能降肝中之阴，此本肝经水盛火微之故，焉有不愈哉？凡阴盛之疾，未有不水旺者，皆以外受湿而成阴盛，故兼除湿也。景芬 谨识

【点评】本症古用补阳抑阴法，现代同时强调活血。

阴虚火盛

凡阴虚火盛者，是龙雷之火盛也，又名"壮火"，又名"邪火"，又名"阴火"也，惟此邪火最能食气伤血。食气者，即是耗气；伤血者，即耗血也。此火遇寒则增，须用从治法以治之。如日轻夜重者，是阳中阴盛，治当补气；日重夜轻者，是阴中阳衰，遇寒必盛，此乃龙雷火盛，真火将熄也。灶底无火，不能熟腐五谷之类也，须用正治治法。此二症总以理脾为正，以补中汤主之，再加桂、附以引火归源，其症自平也。

脾胃乃后天之本，故先理脾也。大凡火盛作疼者，皆是龙雷之火也，所以服凉药、食凉物皆为大忌也。景芬 谨识

【点评】龙雷之火承袭丹溪的认识，但"龙雷之火""壮火""邪火""阴火"的概念不能混淆，从文中所论，应多属脾肾不足，故补中温阳。

瘀肉扳睛

胞内瘀肉自内眦长出一缕，直冲瞳仁，此症缕肉一上白睛则目花，至乌睛则视物不明，若一至瞳仁则不见物矣。如其色鲜红，乃有余也，与此不同。凡此色淡红，不疼不痒，此乃脾虚兼湿而成斯疾也。上胞主动，属阳，为胃；下胞主静，属阴，为脾。上纲紧急者，乃胃寒脾虚，拳毛倒睫之渐也，治当十全大补；下纲宽缓者，而上亦必缓，乃脾胃虚湿，脸皮宽解之渐也，治当苍白二陈汤倍茯苓或六君子加苍术，不用地黄者，恐滋水太过，其火益衰也，火益衰而肝愈强。故先病左目者，左脉必紧，右脉必缓。紧为虚寒，缓为虚湿。脉急则筋亦急，脉缓则筋亦缓，此确论也。

瘀肉扳睛之症，其形不一，有胞内瘀塞全满者，有自内眦一缕而直上瞳仁者，皆因虚湿所致，亦有因赌博饮酒夜不眠者，以致心火发动，故起自内眦也。若此者，治宜清肝去热，六君子加葛根、知母、麦冬等味。虽然其肉最硬，剥之有声，服、点多不见效，须用刀以割之，将缕肉割断，则点药有功矣。割时须清明天气，先饱食而后割，立点止疼散，次日再点消肉化腐之药，最忌饮酒熬夜。景芬 谨识

【点评】本症始于内眦，文中前面症状描述攀睛症状，其后则与拳毛倒睫混淆，景芬的认识虽未全部拨乱反正，总体而言较为清晰。

目疾小便后白浊滑精

白浊日久，二目失明，其弦紧急，其色淡白，不疼不痒，此由思虑过度，伤损心脾也。肾藏精，全凭脾以统气于心而生神，神既伤，不能以化精而归肾矣。治须清心补脾，可以化旧生新，而浊自已，宜服清心莲子饮或萆薢分清饮，加以健脾之剂，方可见效。然亦须静养，而求速不能也。

精足而生气，气足而生神，神足而生精，川流不息。若神一伤，则精败矣。肾乃藏精之所，其气已伤，则不能提摄，故自泄也。或有便血水者，乃是神伤太过，其精尚未化成，正在半水半血之时，而不能收藏，即泄出耳。景芬 谨识

【点评】从心脾肾与精气神的相互关系进行论述本病机理，精辟。

练睛

练睛者，眼皮粘练一处，以致目睛不能转动，此乃阴挺所致。二目红肿赤烂，或疼或痒之际，不知正治，听令巫婆针刺血出，此乃好肉出血，乘其血热之时，将上下弦或二眦粘练长住，故成斯疾。惟此服药无效，点药无功，必须先用利刀割开，再点化腐之药，自然仍归如故。临割时，须先服益气汤数贴，尤须饱食，不然心慌额汗而致气绝矣，须知之。

如被木竹刺伤，以致粘练，若无他症，只可目能开视，转动则已。若是妇人被阴挺火病上攻于目者，割开之后，仍照治挺翻之方以治阴挺，阴挺消而目自愈。若不消阴挺，其目终久不好，虽愈亦必再犯也。景芬 谨识

【点评】对练睛症状有准确描述，但其与阴挺的关系存疑，当与椒疮或外伤有关。

飞丝入目

若遇飞丝入目，极难出之，久而长住，可以塞满，多有忽之而致目坏也。治用饴糖蘸追风散以点之，取其黏糊之意，丝出即无恙矣。

每至秋天，遍地飞丝，惟此最毒。其性有活意，见血肉则生长成肉，每不经意，遇之入目，用手揉擦，得其生动之意，则贴于眼珠之上，其疼最甚，久而坏目。景芬 谨识

【点评】飞丝入目，他书亦载，病症多无本书严重。本书的治法选方，他书罕载。

眼皮生虫

眼弦久烂、生虫作痒者，乃因湿热生虫也。此为有余症，宜服清热去湿之剂以清阳明胃热，白虎汤是也，再加苍术、白术、猪苓、泽泻利湿等味。若久则加参、芪，以补中养胃，永不再复。外点除湿

散，再用猪肚内刮下黏涎，搽在绢上，贴在患处，其虫即出也。

俗云红眼者是此也，虽不甚重，亦能视，日久最不易愈。乡间多有此症，非三五剂药可愈者也。景芬 谨识

【点评】病因和治疗方药有理，但不是确有真虫。

眼丹眼漏

上胞生疮为眼丹，属阳明胃也，风也，热也，湿也，遇寒则凝，以致上胞红肿高大，内服除湿羌活汤，外敷千锤麝香膏即愈。下胞生疮在内眦之间，属心脾，为阴，不甚红肿，亦不变皮色，久而不愈，时眵脓泪多，致成漏有管，故名"眼漏"，最难愈，内服胜湿散或败毒散，总以养心补脾为主，须先用药线将管起出，外敷千锤麝香膏，则可渐愈也。以秋日花斑①虫窍内黄油，占在棉纸线上，阴干备用。此虫气最臭，非至中秋后始有黄也，俗云臭大姐是也。

眼丹虽属阳，久而成漏，亦有管，即属阴，不可概一阳治，须看人之虚实、日期、浅深而治之。景芬 谨识

【点评】眼丹和眼漏都可能出现眼睑红赤，但发病部位有不同，是两个具有不同特点的病症，眼漏因其内细管位于内眦下方较深，治疗困难。

---

① 斑：杂色，亦指杂色斑点或斑纹。

乌睛肉溢

乌睛之上忽起肉溢如扣，不数日大如丸，跟脚不深，不疼不痒，别无他症，此因肝虚胃强，外献肝部，名曰肉溢，久而益大，亦可坏目。宜用托①里回脓汤服之，外点乌梅汁，此一收一触，故可愈也。

肝为乌睛，胃为肉，此乃土强而反制木也。有起大小数枚者。景芬 谨识

【点评】此症较为少见。

目睛下垂

人有忽尔目睛下垂，突出眶外，有至鼻者，状如黑角，塞疼难忍，大便下血，此名肝胀，亦最恶最险之疾也。急用羌活一味浓煎，数盏连服，自上而目亦愈也。

如见此症，虽其形可怕，不可惊慌，恐病人着急而肝气尤盛。目珠体圆而根仅有一线提系焉。设使手脚无措，此线一断，而目即坏②矣。必须静心耐之，急服前方，不宜风吹火炙，不时以麻油润其珠线，不使之干，令病人仰卧，不可动转，勿使惊惧，要紧要紧！景芬 谨识 余曾治过目垂至口角间者。如目上不能视者，神不全也，少待神足自能视也。

---

① 托：原作"脱"，据文义改。
② 坏：原作"怀"，据文义改。

【点评】或类珠突出眶，其根即目系的形状观察非常准确。

卧湿失明

人若久卧潮湿之地，可致失明之症，忽尔视物不见，目胞高浮而缓，如此以除湿为本，宜用苍白二陈汤，佐以炙芪，以附子为使，不过数剂，即可愈也。

此疾秋日始发，乃夏天炎日相蒸，而湿气蒸入，至秋凉则气收涩，真火被潮气闭住，故失明也。景芬 谨识

【点评】本症的病因与治疗都合理，但是否发生失明尚待观察。

妇女阴挺目疾

夫阴挺病目者，其目之形也，与他症形色不同也。烂弦者，此脾胃淫湿所致也。有咽喉疼闷不舒，其睛暗而不明，翳色红白交杂者，其睛乌而不润，轻者尚可透明，重者即不能视矣。此症初得之由，原因情窦未开之时，欲心始萌阴火，正虚而邪火偏盛，又兼贫家妇女爱坐凉湿之地，冰住其火，不能发泄故也。阴户乃肾之窍，火凝滞无路可走，寻窍而出，是以下攻而成阴挺也。其形如笋、如茄、如鸡冠、蛇头、手指者，其状不一，胀闷不宁，欲泄不得，而反上攻头目咽喉

等处，惟目病者何则？目乃肝之窍，此乙癸同源之义也，治宜消瘀清热以发下部之汗，故用蟾蜍雄黄丸以消瘀发汗，内服益气汤加青皮、茯苓、炒山栀以消胀提气，上窍开而下窍自通，再用猪脂油蘸藜芦末搽之以消挺，目点追风散加丁香、磁霜以消翳。如此施治，方可挺消而目自愈也。凡有斯疾者，自会阴以下，虽三伏至热之时，以至足底，总不出汗，故知阳之不能到也。世医专以祛火清热，大失经旨矣。所遗之书，治此之方，多用苦寒，未见愈者。世传诸般治法，不可妄从也。按治病症，总以不离经旨为的当也。

经云"阳加于阴则汗出"，不出汗，阳之不降也。凡下部有汗者，必无此症。惟北方贫家妇女，此症最多，皆坐湿寒地之故也。搽阴挺，藜芦中加朴硝①尤妙。景芬 谨识

【点评】妇女阴挺者是否会表现目疾的症状，尚待观察，但其治疗方药颇有价值。

妊妇饮冷水目疾

凡妊妇素本阴虚，阴虚则必然火盛，或热或烧不免，贫家爱饮冷水，饮冷水太过，久而致成目疾，名曰"阴毒症"，不敢见光，喜伏怕仰。若速治可愈，稍迟三五日即坏目矣，以致小儿落草②即死。如产后，急用回阳理中汤治之，可活其母，此最恶之疾；若产前，宜用滋水地黄汤加桂、附以治之。此皂底增薪之谓也，如皂底有火，釜中

---

① 朴硝：原作"朴砂"，据卷三"消挺散"改。
② 落草：指婴儿出生。古人有炕上铺垫谷草，将孩子生在草上的习俗，故称。

之气上升，而浊阴自降，则渴止矣。此谓燥火致渴，肾水不足故也。

此症若用凉药，是速致其死也，譬如蒸笼一般，皂底有薪，则火旺气上而笼头有水也。如有小儿吃接乳者，不数日亦可致瞎，稍迟亦死。凡得此症，万不可令小儿食其乳也。景芬 谨识

【点评】妊妇饮冷与目疾的关系有待观察。

额冷额汗虚寒辨

如目病额冷额汗者，乃心火不足也。如手足发凉者，脾寒也。睛有白点浮白及指甲发青，皆属于寒。如气短似喘，行动无力，四肢懈惰，喜静恶动，皆脾经气虚也。若目远近皆不能视，是气血两虚也。咽喉作疼色白，舌根生疮者，脾经虚寒也，治宜外吹稀涎散，内服益气汤。以上诸症，皆属脾经虚寒所致，故宜温补。以上所载之病，故不能尽献，有一如此，即当温补，虽有热，亦是假热，亦当从治法治之。若误用寒凉，是引邪入里，非大温补不能返本而愈也。若非其治，未有不毙者。不但目疾，即杂症亦然。

总然目疾正气虚而邪气乘。不惟目疾，诸病皆然，世事皆然，岂特一身一事哉！若壮实之人，虽遇大风大寒以及六淫邪气，不过入表而已，一解即愈，再不能深入重地。治病与治世治事，皆一致也，须当素有其具，然后能临大事、决大议，而不动声色。若不辨虚实阴阳寒热表里，混行滥治，未有不颠覆也，岂特治目也哉！可不慎欤？景芬 谨识

【点评】头额居于阳位，脾主四肢，主气，青白属寒，故诸症辨为脾经虚寒。

嗜饮论

凡嗜饮者必少食，则爱饮冷，冷多则伤脾胃。盖脾胃乃后天之本，真阴真阳之会也。若嗜饮则真阴消耗，少食则真阳空虚。若再适遇天气炎寒，时气不调，灾疫流行，故致忽尔神昏，半日方醒，遂口不能言，目不能见。而世人惟以疏表泄实而已，治之全然不效，反致惊厥益甚。凡此病者，六脉洪大无伦①，身热如烙，将脱之状。余以真阴亏极，不能敛阳故也，再加疏泄，致神无倚耳。此乃心不为用则不言，血不附气则无见，元气外泄则身如烙，似此反欲望其肌窍滑润而流通者，则难矣。夫人假气以成形，血以附气而华其色。今则气血伤极而欲言欲视，岂可得乎？故疏泄一次，则病重一分，身虽未死，而神欲绝也。须得滋本求源，以为不治之治，方可有生矣。当用生、熟二地为君，麦冬为佐，桂、附为使，回阳扶气，连服数剂，元阳归，真阴复，阴翳消，神目清，口能言而目能视，其病为愈也。

过暑严寒之天而人饮凉伤脾，懒进饮食，多致此症也。临时多有手足失措而不知其所以然者。余从军豫皖，见推小车担挑贸易之人，多有以生姜一大块佩于腰间，余问之作何？佥②曰："恐中时疫耳。每以饮食懒进之时，则以生姜大口嚼之，可除此病。"噫！车夫，粗人耳，尚知此症之宜辛热也，何世医不知此也！姜为辛散之剂，暖胃而散邪，何症之有？景芬 谨识

【点评】嗜饮伤脾，故从脾胃阳气衰微根本辨治，反对率用疏泄。

---

① 伦：条理。
② 佥(qiān 千)：皆，都。

气血凝滞论

凡人目中生翳，皆气血凝滞而成也。盖气血为人身之总宰，乃生死之关也。若气旺血周流而行，顺则无病；若不周而行，逆则诸疾作矣。若男子，宜养其气以全其神；若女子，宜平其气以调其经。内伤者，七情也，喜、怒、忧、思、悲、惊、恐是也。过喜则气散，过怒则气逆，过忧则气下陷，过思①则气结，过悲则气消，过恐则气怯，过惊则气乱。若外感者，风、寒、暑、湿、燥、火六淫是也，风伤气则病疼痛，寒伤气则病战栗，暑伤气则病闷热，湿伤气则病肿胀，燥伤气则病闭结，火伤气则病瞀瘛。若目受六淫之过者，结成外障。凡外障者，皆从外得，有火者也。翳膜者，由寒滞气血而成，非若冰翳、陷翳之起于内。若赤脉从上而下者，属太阳膀胱；从下而上者，属阳明胃；从外而内者，属少阳胆。此三阳症也，皆属于表，故身热头疼。若太阳，疼在后脑连项②，宜用羌活、独活、麻黄、桂枝之属；若阳明，头疼在额连目、齿、鼻及颊，宜用升麻、葛根、白芷、石膏之属；若少阳，疼在两太阳穴及耳，此为暴疾，宜用柴胡、黄芩之属；若厥阴，疼在颠顶及额而身凉，宜用细辛、吴萸之属；太、少阴二经，头疼夜重，连头、目及鱼尾，有身热而不头疼之别，有因血虚者，故夜重，宜用当归、川芎之属，若中风头疼而额必有汗，以此为别，宜用太阳散风汤；如太、少二阴受大寒，其疼尤甚，以补气为

---

① 思：原作"湿"，据医理改。
② 项：原作"颈"，据文义改。颈的后部为项。

先，加附子、干姜。若偏头疼，左为血虚，右为气虚；左属风火，宜加薄荷、荆芥、川芎、当归之属；右属痰火，宜加苍术、半夏、黄芩，挟湿者，宜苍白二陈加南星。此不过言其大概，临时随症加减可也，亦不可太胶柱也。

凡治外障者，总以散寒去滞为主。夫病之属，皆气血凝滞之故而作也，亦有用木香、砂仁以顺气为使者，亦有加香附、川芎以通血为佐者，不可执一而言也。景芬 谨识

【点评】论述翳膜主要系寒凝气血而成，对六淫七情导致的气血紊乱进行讨论，分六经辨治头疼用药。

贫富不同治

夫贫家之人，生来健壮，七情难伤，常以奔波劳碌所伤者，六欲也。虽六欲易犯，总以内实而邪不得深入，故诸症皆易愈也。富贵之家，六欲难侵，七情所伤者多，须先辨明所伤之经，然后用药。如人虚弱者必寒，先用温补，继用热补，方可见功；如不甚虚者，须先用清补，再加温补。又有寒而不虚者，总未有虚而不寒者。如额上有黑衣，系肾经虚又兼寒也，故献于额者，额为火星而见水色也。若咳而无痰，又不能卧，脉大无伦而有力，此阴极逼阳外露也，似乎有余，莫认为实，凡此一清即死，可不慎欤？宜用八味地黄汤煎服而愈。若失血者，须分别呕、吐、咯、嗽、唾五等之症，再无错谬之弊。五脏之壮弱不同，故失血亦不同也，须先分清脏腑，然后定方，或先以清

补、清温，不可遽①用大温大辛之剂，稍有差错，杀人胜于利刃矣。总而言之，若清阳上升，浊阴下降，则气血循经而行，再无吐衄之疾。若厥阴上逆，则血从口出，须审辨是何经之浊阴上逆；若伤清阳之气，血从鼻出，亦须辨明是何经之清阳不升，按经施治，自无差谬。此条要极，熟读细玩可得病情矣。

贫富得病之不同，即东、西、南、北亦不同也。若一律治之，必致害人。凡西人，其地高阜而亢，心经最足，且人喜酸而性敛，故人肝气最平而能忍，尚利而节俭，促暴之疾甚少，凡病则劳症，多痰喘咳嗽，乃火克金也，久病而肾虚者多也。若东方之人，其土厚重，生来质体朴实而健壮，喜辛味，故命门最旺，先天后天皆旺，可以相配，惟居东方肝木过盛，是以人好胜而不能忍辱，性情刚直而毫②爽，得症促急者多；极东近海之人，水性过咸，多食海味，故身体高大而声音细，且多淫，乃水之过也，肾经有余，其肝亦平，得症阳虚者多。南人极暖之地，阴从阳生，故人最弱，其质极细，多山水，被秀气所染之故，又喜甜味，甜则和，过和则无节，阳主表，故人外强而内亏，先天秉受已不足，而后天过和失中，其性阴柔，最为懦弱，故喜厚味、烹炸者，乃脾胃太和，薄味不觉也，是以凡病者小疾而状若大疾，不耐病也，且多虚弱之疾，而又不受辛补，皆气血本虚之故也。北人近狄，山风刚硬，而且严寒，其表最固，风邪最不易入，故其人好务虚名，而其实胸中粗率已极，是以性悍而多疑，得病热者多，熊胆、牛黄最宜。寒热交际之人多生疮，故痘疹出于此也，而目疾亦多有之。极寒极暖之地，不但不生痘疹，而目病亦颇少也。此不过听之师友而言之，谨述于此，以质高明。景芬 谨识

【点评】论述因贫富生活条件形成人体的不同体质，贫者多感受外邪，富者多伤于七情，需分经辨证用药。不同地域的人，由

---

① 遽(jù据)：急速。
② 毫：通"豪"。

于气候环境和生活习俗不同，产生不同性格体质和发病特点。上文展示了古代中医体质学观和地域医学观，属于古代有重要学术价值的中医体质学和地域医学资料。

饮食虚实分别论

凡弱人精神短少，自利，不思饮食，性情懒惰，虚也，宜补；如身热，中满不思食，恶食者，实也，宜下；若误受生冷而伤，二便清利，腹胀腹鸣，寒也，宜温；如烦躁思凉而不思饮食者，热也，宜清；若大便酸臭，见食欲吐者，宿食也，宜消；如倍食而仍饥者，此邪火杀食也，宜疏理；如腹疼有块者，积也，宜攻。

人忽尔坐于荫凉之地，或趁凉，或小睡，或冷屋中坐久，或卧眠片刻之时，偶然恶逆吐水，懒动，饮食不入者，此乃受阴凉也，急以生姜汤或干烧酒连饮数杯，自愈。如重，少许汗出即愈也。余曾屡受之。景芬 谨识

【点评】辨别虚证、实证、寒证、热证、宿食痞积等证的不同症状和治疗原则。

烦躁分表里虚实辨

烦，乃阳也；躁，乃阴也。烦热，其病轻；躁热者，其病重。何也？火入肺则烦，肾水涸则躁。烦为真热，宜正治；躁为假热，宜从

治。若肺热，坐卧不宁，即烦也；若肾热，必自利，自觉热甚，即躁也。如手扬足掷，挠动衣被，其热在表；如神识昏迷，言语颠倒，其热在里；如吐利烦躁，不食不眠者，正气虚也；如口干唇焦，津液涸短，不卧，色赤者，肾气不足也；如六、七日不大便而烦者，内有燥粪也；如昼烦夜静，为阳盛；如昼轻夜躁，为阳陷于阴。如阳盛，宜用气分中药加山栀以主之；如阴盛，宜于血分中药加山栀以主之；如大便色黑，狂妄乱语，漱水不欲咽，或疼者，乃有瘀血也，宜于破血药中加桃仁或承气汤以主之；如吐利，厥逆，气短，神昏不识人事，谵语狂扰者，宜以附子理中汤主之，或好一二，此为如狂，非真狂也；如身热大汗，为热汗，当以白虎汤清之；如身凉畏寒，出冷汗者，为虚汗，阳欲脱也，宜用归脾汤加附子以主之，再加丁、桂、参、芪以调气，加麻黄根、枣仁、龙眼肉以敛肝方妥，不然阳一脱则气绝矣。

此条治感冒、瘟疫、伤寒、泻痢等症，均在其内，学者宜细心审夺，自有把握矣。景芬 谨识 然承气汤与理中汤大有干系，认症要紧，一毫错忽，则杀人胜于利刃，可不慎哉！

【点评】论述以烦躁为主症的表里虚实阴阳的辨证治疗。

耳目不聪明论 附方

耳目不聪明者，皆因气血不周，凝滞道路，即玄府不通也。耳目居于至高，此为上焦玄府不通，宜用通心肺上焦之药以治之。上焦通而下焦亦通，肾气即可上达于耳目，则耳目自然能视听而聪明矣。附方于后：

何首乌_{五钱，制} 菟丝子_{四钱，蒸} 石菖蒲_{三钱} 远志肉_{二钱} 五味子_{一钱，蜜炙} 枸杞子_{三钱} 白豆蔻_{二钱}

姜水煎服。

此方常服，大益精神。北瓜子以盐水炒焦，日食三五钱，至老齿固而有力，再加土鳖虫同食，可以齿落重生。景芬 谨识

【点评】认为耳目不聪是因气血不通，玄府闭塞，治宜通上以达下。

病求本源论

凡人之病，不特目疾，皆由内起，内里无病，再不能致于外也。如人受七情六欲之伤，则气血结聚不行，即成病矣。若结在五脏之阴，遂成干劳鼓噎等症；若结在五脏之阳，即成疥癫痔瘤等症。内结至阴则死，外结至阴则废。若结在六腑之阴，即成五淋遗精吐衄等疾；结在六腑之阳，即成感冒头疼脑风等疾。学者须明七情六欲之别、五脏六腑之分，以此施治，未有不随手而愈者也。

夫病若治之妥者，手到病除；治之不妥，小疾而反增成大疾，以致绵延而死者，医家杀之也。岂可轻视哉？此皆不求本源之误耳。凡事皆搜本求源，知其本，不致颠倒是非；明其源，得来历，情实不致旁行斜上，纵使绩弗用成，而于一身泰然无愧。本源之论，可不知之也夫？景芬 谨识

【点评】认为患病的根本在于正气亏虚，气血凝滞，对五脏六腑内结病症进行归纳。

辨疾之要

凡人有疾，勿拘男妇小儿，疮疡痘疹，痞痨鼓噎，痿痹积聚一切等症，皆由气血虚损而得也。中于气者必身凉，中于血者必身热，何也？气虚作寒，血虚作热，非虚而邪不能侵入也。邪者，即七情六欲之邪气而中人之气血也。故知夫无不由于气血虚也。须辨所中何地，阴阳脏腑，分析明白，可得病情矣。

夫治病者，必须入手分别得病之由，或在脏，或在腑，或属阴，或属阳，一切虚实寒热表里而治之，自不致错谬。若不辨此，八极以何为则耳？景芬 谨识

【点评】认为疾病皆因气血虚损而致。

虚人淋沥致目不明

妇人有气血虚弱不能收摄，以致经水不断，时作淋沥，以致两目不明，视物不真；亦有不及于目者。此本气血两虚也，宜用升阳举经汤治之，经水照常，其目自明矣。方附后：

党参三钱　黄芪三钱，炙　甘草钱半，炙　防风钱半　柴胡一钱　升麻一钱

姜水煎服。

【点评】妇女月经淋沥多因气血虚损，严重者或致视物不清。

点药诸方、服药诸方、炮制点药诸法、目科应用点服药本草

新定试验内外诸方

加味回阳补中益气汤 _{专治偏正头风，目胀大疼，服消散药不愈者，一切气虚}寒症均宜服此。

党参_{三钱}　白术_{二钱，土炒}　黄芪_{二钱，炙}　甘草_{一钱，炙}　当归_{二钱}　橘红_{钱半}　升麻_{一钱}　柴胡_{一钱}　附子_{钱半}　吴萸_{钱半，炒炭}　荆子_{一钱}　细辛_{五分}

姜三片为引，水煎服。

作引有用煨姜者，有加枣者。附子能回阴中之阳，阳回而羞明自愈；吴萸疏肝而降浊以敛阴，浊降则疼立止；加风药者，取其引药上行于目之意也。凡虚寒症者，以此方为主也。

【点评】补中益气汤加温阳的附子、吴萸、细辛，祛风的蔓荆子而成本方。其适应证、配伍、方解、功效清晰，用为虚寒证主方，充分体现了作者补气温阳的学术特色。

加味回阳逍遥散 _{专治头目疼痛，寒热往来，日晡发烧，夜不能眠。若一切虚}寒，皆宜服之。左目重服此方，右目重者服前方。

柴胡_{二钱}　全当归_{三钱}　白术_{三钱，土炒}　茯苓_{三钱}　甘草_{钱半，炙}

枣仁_{二钱，炒}　杭白芍_{二钱，酒炒}　附子_{钱半}　吴萸_{钱半，炒炭}

姜水煎服。

如心不宁者，茯苓以换茯神，加远志、肉桂、山萸等味；如躁，加丹皮。临症加减可也。

以上二方，乃目科最当令者，故名为左辅右弼。

【点评】逍遥散去疏散的薄荷，加枣仁、附子、吴萸，与前方按左右目分用，因人体左主血，属肝，右主气，属脾。用为全书主方之一。

加味十全大补汤　治同上二方。如左右并重者服此。一切虚寒及乌睛突起黑白泡、旋螺等症，其功不能尽述。

党参_{五钱}　白术_{三钱，土炒}　黄芪_{三钱，炙}　甘草_{二钱，炙}　川芎_{钱半}
当归_{三钱}　熟地_{三钱}　杭芍_{二钱五分}　茯苓_{三钱}　附子_{钱半}　肉桂_{钱半}　吴萸_{钱半，炒炭}　砂仁_{六分}　木香_{六分}　荆子_{一钱}　薄荷_{五分}

姜水煎服。

如不眠，加枣仁；食少，去熟地加山药；盗汗、自汗加麻黄根；神不宁，茯苓换茯神，加柏子仁；洒①水，加益智仁；寒重加丁香；如燥，加麦冬；气短，加麦冬、五味子。皆须随时加减可也。

【点评】十全大补汤加附子、吴萸、砂仁、木香、荆子、薄荷，在补益气血基础上增强温阳行气疏散功效。

加味调中益气汤　专治下部肝肾风寒太重，以致头疼如破，偏正皆宜。治同上三方相似，而寒重入肝肾者。

---

①　洒(sǎ洒)：同"灑"(洒)，当为"淋灑"省写。淋洒，连续不断。

全当归三钱　杭白芍二钱，酒炒　潞党参三钱　于白术二钱，土炒　黄芪二钱，炙　甘草钱半，炙　升麻一钱　柴胡一钱　橘红钱半　五味子五分，炙　附子一钱　吴萸一钱，炒炭　肉桂八分　干姜八分　公丁香八分　荆子一钱　防风一钱　薄荷六分

有用砂仁、木香者，水煎冷服。

如躁热呕者，少减丁、桂、姜、萸，加麦冬、丹皮、山药等味，先服一二剂，再加大温者。

【点评】调中益气汤基础上加白芍、五味子、附子、吴萸、肉桂、干姜、公丁香、荆子、防风、薄荷。进一步加强其温阳以及养肝肾疏散功效。

杞菊巴蓉丸 专治目腿上下互疼之疾。

枸杞二钱　菊花二钱　巴戟天二钱　肉苁蓉二钱　故纸钱半，炒　肉桂八分　附子六分

姜水煎服。

【点评】枸杞、菊花养肝血，滋肾阴，巴戟天、肉苁蓉、故纸补肾阳，肉桂、附子补命门，壮元阳。

古方款冬温肺汤 专治肺寒目睛浮光之症。

款冬花二钱，炙　辛荑二钱，炙　川椒一钱　茯苓二钱　白芥子一钱，炒　紫苏钱半　半夏二钱，炙

姜水煎服。

【点评】古方温肺汤有数首，但与本方配伍有出入。

渗湿汤 _{专治一切烂弦赤目、湿寒浸淫等症。}

苍术_{二钱，炒}　白术_{二钱，炒}　茯苓_{三钱}　干姜_{二钱}　橘红_{钱半}　半夏_{二钱}　甘草_{一钱}　公丁香_{八分}

生姜、大枣为引，水煎服。

【点评】虽曰渗湿，实为温阳除湿。

煨肾丸 _{专治脾虚以及肝肾虚寒等症，用此以暖中消谷益精而目自明。}

川萆薢_{二钱，酒炒}　杜仲_{钱半，炒断系}　白蒺藜_{钱半，炒去刺}　菟丝子_{二钱，蒸}　肉苁蓉_{钱半}　葫芦巴_{一钱}　破故纸_{一钱，炒}　党参_{三钱}　白术_{二钱，土炒}　黄芪_{二钱，炙}　甘草_{钱半，炙}　附子_{一钱}　肉桂_{八分}　升麻_{八分}　柴胡_{八分}　防风_{一钱}　薄荷_{六分}

姜水煎服。

人之瞳仁本是青色，而忽变为杂色，其症不一，乃肝、肾、脾三经虚寒之故也。宜服此方，再须临时看症加减可也。

【点评】温肝肾健脾胃，益气升举明目。

消积丸 _{专治目睛顶平如镜，其色淡白，不疼而懒动，其气如败卵，此食积伤也。宜此方缓缓图之，食积渐消而自愈。}

吴萸_炒　黄连　干姜　肉桂　川乌_煨　半夏_炙　橘红　槟榔　枳实_{麸炒}　厚朴_{姜炒}　元胡　桔梗　苍术　附子　川芎　当归　桃仁　山甲_{炒珠}　莪术　三棱　巴豆_{去壳}

以上各味一钱，用皂角三钱，煎水为丸，如桐子大。初服七八丸，随服随加。见病者出溏①粪，再行递减，至一二丸再加，来回加

---

① 溏：原作"糖"，据文义改。

减服之，一俟①积消目愈为止。

【点评】温阳消积攻伐治痹，药猛丸剂缓图。

半苓去痰汤 专治目睛上胞所覆处如煤灰者。

半夏三钱　茯苓三钱　枳实钱半，麸炒　乌梅三钱，去核　陈艾一钱　橘红钱半

姜水煎服。

外点利气和血散，宜分五痰②治之。

【点评】色如煤灰辨为风痰寒痰，故化痰湿。

古方羌活胜湿汤 专治湿烂眼眶赤目等症，外点除湿散。

羌活二钱　独活二钱　荆芥钱半　防风钱半　荆子一钱　川芎一钱　甘草一钱，炙

姜水煎服。

如颠顶疼，加藁本、天麻；有热，加黄芩、黄连。

【点评】羌活胜湿汤文献中有多首同名方，原方中多有藁本，本方增荆芥。

古方凉膈散 专治血贯瞳仁风热之症。

连翘钱半　山栀一钱，炒　川军钱半　黄芩一钱　朴硝五分　菊花一钱　木通一钱　车前钱半　薄荷一钱　甘草八分

姜水煎，须热服。

---

① 俟(sì四)：等待。
② 五痰：即风痰、寒痰、湿痰、热痰、燥痰。见《医宗必读·痰饮》。

此方加参尤妙，或用人参败毒散亦可。

【点评】此凉膈散化裁自《太平惠民和剂局方》，在眼科外障热毒中多用，本方在原方基础上去淡竹叶加车前子、菊花，更为适合眼部病症。人参败毒散以解表除湿为主，与本方下泻热毒用药趋势不同。

古方回阳返本汤 专治目病，夕重夜疼，羞明伏地，日晡发热，阴盛阳衰之症。

附子二钱　干姜二钱，炒　党参三钱　甘草二钱，炙　五味子七分，炙

麦冬二钱，去心　橘红一钱　乌梅四个，去核

生姜三片、大枣二枚为引，水煎服。

节庵回阳返本汤 专治寒隔中焦，气不升降，二便不通，饮食不入，关格等症。此症五六日尚可治，六日以后则不能治矣。

党参钱半　白术一钱，土炒　附子六分　干姜六分　黄连三分　甘草六分　葱白二寸，连须　童便一盅　猪肝汁二匙

水三盅，煎一盅，冷服。

上不能入，为格；下不得出，为关；上下不通者，为之关格也。服此方若脉缓见则生，暴出则死，过六七日五脏破矣。

此症多得于风寒处小便。关，是风寒从下而入；格，是风寒从上而入。六脉伏内不见，二目了了，腹胀如鼓，面白而清，是其症也。

【点评】古代中医文献有多首回阳返本汤，陶节庵《伤寒六书》回阳返本汤与本书所载古方比较无乌梅，有腊茶。其节庵回阳返本汤中寒热并用，交通水火，他书除温阳回逆外多从脾胃着眼，故用有多种温胃和胃药。

滋阴地黄汤 专治左目夕重夜疼，羞明等症。

熟地三钱　山萸肉钱半，去核　山药二钱　茯苓二钱　泽泻一钱　麦冬钱半　五味子一钱，炙　肉桂一钱　附子一钱　粉丹皮一钱

姜水煎服。

能食者，邪气而杀食也，乃胎前饮凉所致也。

【点评】实为肾气丸加麦冬、五味子，或麦味地黄丸加桂附，阴阳双补。

益气养荣汤 专治伤血太过，房劳无节，以致瞳仁散大。若尚透明者，用此方以敛之。

党参三钱　白术二钱，土炒　黄芪二钱，炙　甘草钱半，炙　川芎钱半　归身三钱　熟地三钱　杭芍二钱　升麻一钱　五味子一钱　橘红钱半　肉桂一钱　枣仁二钱，炒　柴胡一钱　金樱子钱半

姜水煎服。

外点五味敛光散。

【点评】文献中有多首益气养营汤，此方在益气养营基础上兼补肝肾。

滋阴肾气丸 专治阴虚侧目斜眇之症，亦有目前飞花者，嗽无痰，夜不眠，脉大，此乃真阴虚，故用此方。

熟地三钱　党参三钱　山萸肉二钱，炙　茯苓二钱　丹皮钱半，酒炒　麦冬二钱　山药二钱　五味子一钱，炙　肉桂一钱　泽泻钱半，盐水炒

姜水煎服。

如作丸，以蜜为丸，朱砂作衣，盐水送下。

【点评】实为麦味地黄丸加党参、肉桂，可见作者于滋养肝肾中兼顾温阳补气。

泄肝汤 专治瞳仁散大，外献蓝绿二色，有火者用，虚者不宜。

柴胡钱半　胆草八分，酒炒　黄连六分，姜炒　白芍钱半，酒炒　青皮钱半，醋炒　山栀一钱，炒　当归二钱　甘草一钱

姜水煎服。

【点评】在养肝基础上用大队清肝药，惜无清热利小便药。

桃仁化滞汤 治同上，血滞者用。

桃仁九枚，生研　红花一钱　川芎八分　柴胡一钱　青皮一钱，醋炒　赤芍一钱　香附钱半，醋炒　归尾一钱

姜枣为引，水煎服。

此二方虚弱人不宜，切切！

【点评】系桃红四物汤去生地加疏肝行气药而成。

升阳益胃汤 专治胃虚不食，视物不明。

党参三钱　黄芪二钱，炙　茯苓二钱　白术二钱，土炒　甘草钱半，炙　升麻二钱　厚朴八分，姜炒　黄小米三钱，炒

姜水煎服。

【点评】较东垣的升阳益胃汤药物组成更为精炼，去其发散收敛清热除湿药。

人参苏木汤 专治嗜饮伤血，浊气隔阳，致目不明。

党参　苏木　桃仁　橘红　川芎　当归　生地　赤芍各味一钱

如下血，加荆芥炭煎服。

【点评】因嗜饮伤血，故在四物汤基础上加党参、橘红，健脾和胃。

小菟丝子丸 专治肾气虚损，目暗耳鸣，倦怠，滑精，漏气等症。

怀山药五两,炒　菟丝子五两,酒蒸　茯苓一两　石莲肉二两　五味子七钱

共为细末，再用山药一两，打糊为丸，如桐子大，每服三钱，盐水送下。

【点评】《太平惠民和剂局方》同名方无五味子。

绿豆粉 专治三消及赤浊等症，或以绿豆煎汤，其皮尤凉，解暑去热。

柴胡疏肝散 治同上，及血滞夜疼，左胁有痞块，闷胀，有死血者，必口干不饮，须大加大黄攻下之，虽身瘦无碍。

香附　柴胡　青皮醋炒　白芍醋炒　归尾　红花　川芎各味一钱
姜水煎服。

如疼甚，加穿山甲、桃仁、山楂、莪术、三棱等味以破滞消积；如气血两亏者，不可用此，宜详辨之。

【点评】原方出《景岳全书》，为四逆散加味，本方以青皮易陈皮，去枳壳加归尾、红花，明显增强其活血功效。

枳实理中汤 专治寒结胸中，日轻夜重，不眠，咽中疼闷，谵语不宁，目晴疼胀，此因误下所致也。

枳实钱半,麸炒　党参二钱　白术钱半,土炒　茯苓钱半　附子钱半　干姜钱半　甘草一钱

姜水煎服。

【点评】《伤寒全生集》此方无附子，有砂仁、桔梗、厚朴。

半夏竹茹汤 专治胃热呃逆，两目胀闷，日夜不止，此为热呃。其人声渐而短，不似寒呃声长而高，寒以此为别。遇此当先治呃，呃愈而目也愈。

半夏三钱　竹茹二钱　橘红钱半

姜水煎服。

【点评】温胆汤加减。

羌活附子汤 专治阴气上逆作呃，日夜不止，乃因肾寒而病目，此为寒呃，声高而长，与上相反，虽其人将危，一剂而愈，胜丁香柿蒂汤远矣。

羌活钱半　党参三钱　白术二钱，土炒　茯苓二钱　公丁香八分　木香六分　肉桂一钱　干姜六分　吴萸一钱，炒炭　附子一钱

姜水煎服。

【点评】中医文献中有数首此方，用药多寡不一，除治胃寒之外，亦有治脑风脑痛者，其中与本方组成相近者为《罗氏会约医镜》卷四同名方，但本方健脾温胃驱寒之力更胜。

苍白二陈汤 专治目疾挟湿寒，以致烂弦烂睫，并及头面生小疮等症。

苍术钱半，炒　白术钱半，土炒　茯苓二钱　半夏二钱　橘红一钱　甘草六分

姜水煎服。

如寒盛发肝，加吴萸以降浊疏肝；湿盛加车前以利小便，泽泻、猪苓以去湿，肉桂去寒亦可。若气血虚者，受湿日久则虚，虚则寒，或四君子、四物、十全，临症留意，随证加减可也。

【点评】又名二术二陈汤。

六君子汤 专治目疾挟湿寒者兼虚者，此症渐肿而胀，上纲缓也。

党参三钱　白术二钱，土炒　茯苓二钱　半夏二钱　橘红钱半　甘草一钱　羌活钱半　独活一钱　荆子一钱　细辛六分　荆芥一钱　防风一钱　薄荷一钱

姜水煎服。

如颠顶疼，加天麻、藁本。凡湿者，必加风药者，取共①风进火也。

【点评】与出于《世医得效方》卷五的名方六君子汤不同，增加了大队祛风除湿药物，故主治眼疾。

救急附子理中汤 专治大寒似热，目疼切心，肢冷身凉，舌焦唇灰，自觉热甚，欲坐井底，漱水不咽，口鼻气凉，指甲素紫，别人以手探之，并不甚热，此乃阴极逼阳，气将脱也。非用参芪桂附大剂急治不能回生也。此症与阳症相一，见寒凉必死无移，往往认错而误人性命也。

党参五钱　白术三钱，土炒　附子三钱　干姜三钱　甘草钱半，炙　吴萸钱半，炒炭　丁香一钱

姜水煎服。

如面白无血色者，加炙芪三钱、肉桂一钱；如喘，倍加党、芪；如心悸，加枣仁；夜嗽声重者，加桂身、杭芍等味。

【点评】附子理中汤加味，增强其温胃驱寒功效。

---

① 共：疑为"其"。

太阳散风散 专治三阳头疼，外障目疾。此因内有瘀热，外被风寒疏①住，热不得出，以致偏正头疼，久而病目，此方一剂即愈也。若阴症，为内障，不可用此，须辨之。

羌活二钱 防风钱半 荆芥二钱 荆子一钱，炒 细辛六分 薄荷六分 菊花钱半 甘草一钱

姜水煎服。

有热，加黄芩；脑后疼，加桂枝；额疼连鼻挟齿，加葛根、白芷；两角疼加柴胡；颠顶疼，加藁本、天麻；吐涎，加细辛；如上下满头皆疼，太阳寒也。不宜此方，须辨之。

【点评】祛风散寒。

养荣归脾汤 专治一切伤血之症，瞳仁散大，劳伤发热，吐血咳嗽，寒热往来，似疟非疟，懒食无力等症。

熟地八钱，姜炒 枣仁二钱，炒 白术三钱，乳炒 白芍二钱，酒炒 茯苓三钱，乳制 牛膝二钱，酒炒 麦冬二钱，去心 肉桂钱半 莲子三钱，去心 五味子一钱，炙

如似疟不愈者，加乌梅、草果，姜、枣为引，水煎服。

【点评】出《冯氏锦囊秘录·杂症》卷十一。

固精二益散 专治肾虚失明，目前如烟雾者，或梦遗滑精、白浊自遗等症。

五倍子去髓，炒珠 白云苓各等分，去皮

为末，白水下，早晚空心服五钱，或盐汤下。

如腰疼加杜仲、故纸，服时先食核桃一枚，尤妙。

【点评】药仅二味，一收一泻。

---

① 疏：疑为"束"。

古方玄兔丸 专治肾虚目前如烟者，及三消、遗浊精流之症。

菟丝子一两，酒蒸　五味子七钱，炙　云茯苓四钱　莲肉四钱，去心

共为细末，以山药打糊为丸，如桐子大。每服五钱，白水送下，日服三次。

【点评】出《太平惠民和剂局方》。

如意通圣散 专治脉痹腿疼，目病视物不明。

当归　川芎　橘红　甘草　麻黄　公丁香　粟壳去瓤，各一钱

用好醋拌炒黄色，入水煎服。

如翳色白，加肉桂、附子各一钱同煎服，惟桂、附不用醋炒。

【点评】出《证治准绳类方·诸痛门·行痹》卷二十六，引自《集验》，原方有御米，本方为粟壳。

顺风匀气汤 专治偏后脑疼，右目肿胀疼痛。

党参三钱　白术二钱，土炒　天麻一钱　沉香一钱　白芷一钱　紫苏钱半

木瓜一钱　青皮一钱　乌药二钱　甘草八分

姜水煎服。

【点评】出《奇效良方》，原名"顺风匀气散"，主治中风，半身不遂。

清阳汤 专治目网紧急，斜视，胃热无汗，小便短数。

归身二钱　黄芪二钱，炙　升麻一钱　葛根一钱　红花一钱　黄柏六分

桂枝一钱　苏木六分　甘草一钱，生炙各半

姜水煎服。

有寒，去黄柏，加参、附；后脑疼者，加白芷；颠顶疼，加藁本、天麻；脉紧，加秦艽。

【点评】出《脾胃论》卷下，原方主治胃中火盛等。

十味剉散 专治伤血太过，二目疼，不能睁及瞳仁散大。

附子三钱　当归三钱　黄芩二钱，炙　杭芍二钱，酒炒　川芎钱半　白术二钱，土炒　熟地三钱　肉桂一钱　茯苓二钱　防风钱半

姜水煎服。

【点评】出《普济方》卷八十九"中风论·叶氏十味剉散"，原注出自《医方集成》，治中风血弱臂痛，连及筋骨，举动艰难。

加味枳实白术汤 专治气为痰饮所隔，心下坚胀不通，此为气分之症，致目失明及食积内伤，目睛顶平。

枳实　肉桂　紫苏　陈皮　槟榔　桔梗　白术　甘草　五灵脂以上各八分　木香　半夏　茯苓各一钱

姜水煎服。

【点评】将内科病机与眼科病症相联系。

既济解毒饮 专治上热下寒，头肿，目赤疼痛，不眠，此症脚必冷而上身必热。如上身不热者，不可用此方。

生川军便通即去　黄连各一钱，酒炒　黄芩酒炒　甘草　桔梗各二钱　柴胡生　升麻　连翘　归身各一钱

姜三片，酒一盅为引，水煎热服。

【点评】本方他书罕见，疑为作者自创，清热下泄与升提上行

并用，以使水火既济，上下调达。

胜湿汤 专治湿眼胞肿，羞明难睁，冷泪怕风。

苍术钱半，炒　白术钱半，炒　茯苓钱半　甘草一钱　猪苓一钱　泽泻一钱　香附一钱，炒　川芎一钱　厚朴一钱，姜炒　砂仁一钱　橘红一钱　灯心三十寸

姜水煎服。

【点评】健脾化湿，行气利水。

小柴胡汤 专治肝胆有火，寒热往来，寝寒憎风，口苦，耳响目疼，有时发热而不寒者。

柴胡钱半　黄芩八分　党参一钱　半夏一钱　甘草五分
生姜三片、大枣二枚为引，煎服。

【点评】《伤寒论》名方。

羌活除湿汤 专治风湿相搏，目疼难睁，白翳，颠顶疼者。
羌活钱半　苍术二钱，炒　藁本钱半　防风一钱　升麻五分　柴胡五分
姜水煎服。
大凡湿症，胞肿脸缓者，不宜汤洗。

【点评】同名方中很少有用升麻、柴胡的。

附子麻黄理中汤 专治受寒头疼无汗者，此是伤寒故也。以及侧目斜视。
附子二钱　麻黄一钱　干姜二钱　白术三钱，炒　细辛五分　甘草一钱
水煎服，发汗。

【点评】附子理中汤加减。

人参败毒散 专治目病，头疼，服凉药尤甚者。明是阳症，须风药以散之，而热自退。见风流泪及发汗不出者，皆是。

党参三钱　羌活钱半　桔梗钱半　前胡一钱　独活一钱　枳壳钱半　川芎一钱　茯苓二钱　甘草一钱

姜水煎服。

【点评】《太平惠民和剂局方》人参败毒散多柴胡。

加味六君子汤 专治上胞睑缓，凡诸湿虚症用此。

党参三钱　白术二钱，土炒　茯苓二钱　半夏二钱　橘红一钱　甘草一钱，炙　当归二钱　杭芍钱半，炒　吴萸六分，炒炭　柴胡一钱

姜水煎服。

【点评】与《医宗金鉴》卷五十五同名方药物稍有出入。

二陈泄肝汤 专治瘀肉扳睛，清肝去热，养心和血。

半夏二钱　橘红钱半　干葛一钱　知母六分，酒炒　连翘八分　归身钱半　泽泻一钱　茯苓二钱　柴胡一钱　枳壳钱半，炒　甘草一钱

姜水煎服。

此乃劳心发肝，有余症也。久虚不宜。

【点评】他书罕见此方。

夏枯草散 专治阴虚火动，点药不受，夜疼之症。

夏枯草二两　香附子三两　甘草四两

共研为末，每服钱半，清茶送下，立止。俟受点药，再按症治之。

【点评】出《赤水玄珠》卷三"外障"，引自《简要济众方》。

熟地理阴汤 专治瞳仁散大，因酒伤者最妥。

熟地四两　山萸二两，去核　枸杞二两　山药二两五钱　丹皮一两　泽泻五钱　归身三两　五味子七钱，炙

分十剂煎服。

虚者，加党参、黄芪、白术、甘草等味，或丸药亦可。

【点评】六味地黄丸加减。

参苓白术散 专治伤食作泻。

党参二钱　白术二钱　茯苓二钱　白芍二钱，炒　炙芪二钱　甘草二钱　白扁豆二钱，炒

共为细末，每服三钱，白水送下。

【点评】参苓白术散加减。

葛花醒酒汤 专治酒伤作泻。

青皮三钱　木香八分　橘红钱半　党参三钱　猪苓钱半　神曲二钱，炒　泽泻二钱　瓜蒌二钱　白术二钱　白豆蔻五钱　砂仁五钱　葛花五钱　茯苓二钱

共为细末，每服三钱，白水送下。

【点评】出李杲《内外伤辨惑论》卷下"论酒客论"之"葛花解醒汤"，无瓜蒌。

清心莲子饮 专治漏白遗精。

党参三钱　黄芪三钱，炙　茯苓二钱　甘草钱半　远志一钱，去心　菖

蒲一钱　麦冬钱半　石莲二钱

姜水煎服。

如小便赤浊，加黄芩一钱、地骨皮一钱、车前子炒一钱。

　　【点评】与《太平惠民和剂局方》《仁斋直指方》的原方药物组成有出入。

加味清心饮 治同上。

茯苓钱半　石莲钱半　麦冬一钱　党参一钱　远志一钱　益智一钱　菖蒲一钱　车前一钱，炒　白术一钱　泽泻一钱，炒　甘草一钱

灯心引，水煎服。

　　【点评】出《世医得效方》卷七。

神效黄芪汤 专治湿痹麻木不仁，目肿疼痛。

党参三钱　黄芪三钱，炙　甘草三钱，炒　白芍三钱，炒　橘红钱半　荆子八分

姜水煎服。

　　【点评】出《兰室秘藏》卷上。

肾着汤 专治目疾，湿流于肾，腰肿疼痛。

炮姜　白术　茯苓　甘草各等分

水煎服。

　　【点评】出《备急千金要方》卷五十九"治肾虚腰痛方"。

升阳除湿汤 专治雀目，湿症，不思饮食，小便赤黄，四肢倦怠。

苍术一钱，炒　柴胡六分　羌活六分　防风六分　神曲六分，炒　泽泻六分　猪苓六分　陈皮三钱　麦芽三钱，炒　升麻五分　甘草五分，炙

水煎热服。

如寒，加附子、吴萸以降阴回阳。

【点评】出《兰室秘藏》卷下。

鸡肠散　专治瞳仁缩小，小便不禁。

黄鸡肠一具，雄鸡，切碎净洗，炙黄　黄连一两　肉苁蓉一两　苦参一两　白石脂一两　赤石脂一两

共为细末，每食前服二钱。

如虚，加鸡肶胵①、龙骨、赭石等类，水、酒送下皆可。

【点评】出《圣济总录》卷十五。

升麻葛根汤　专治目疾，头面小疮，斑不出者，用此发表为妙。

升麻　葛根　麻黄　桂枝　赤芍　甘草各一钱

如呕吐，加麦芽一钱，炒、白术一钱，炒、枳实一钱，炒。

姜水煎服。

【点评】文献中升麻葛根汤有多首，但主体是升麻、葛根、芍药、甘草四味，少有再同用麻黄、桂枝者。

保肺汤　专治肺痈有致目病者。

桔梗钱半　银花二钱　薏仁五钱　甘草节二钱　生黄芪钱半　橘红一钱　白及一钱　贝母一钱　甘葶苈子一钱，炒

---

①　鸡肶胵(pí chī 皮吃)：鸡内金。胵，原作"脖"，据文义改。

姜水煎服。

【点评】较《医宗金鉴》卷四十同名方多黄芪。

蟾酥丸 专治妇女阴挺，目疾。若日久者，先服补中汤加茯苓、青皮、栀子、胆草，数服后再服此丸。

海南沉香　南苍术　明雄黄　公丁香各等分

共为细末。以蟾酥用烧酒化开，合前药为丸，如桐子大，于晚间坐在热炕上，下体用绵被盖好，三丸放在舌下含化之，随化随咽，以三丸化尽为度，总以下体汗出，连服九丸三晚上，以覆下体汗出为度，再用搽药以消挺。

【点评】与文献中记载的多首同名方药物组成有出入。

消挺散 专搽阴挺。

藜芦一两，炒　朴硝二钱

共为细末，用猪脂油切片蘸搽患处，以每晚发汗时搽之。

又方 治同上。

赤石脂一钱，火煅，醋飞　矾石五分　朴硝五分　轻粉三分

共研醋调搽。

又方 治同上。

轻粉一钱　杏仁三十个，去皮　雄黄钱半

共研为末，以雄猪之肝汁调搽。

【点评】外用杀虫收敛方。

新订试验点目诸方

如骥追风散 亦名六龙锁风散。

炉甘石[①]三两，火煅，水飞，焙干

再以蔓荆子、细辛、薄荷、防风、荆芥各五钱，水三盅，煎半盅入甘石内，候干，研极细，再入台麝五分，研匀，收于磁瓶内，以黄蜡封口，临时施用，此为药母。大凡外障皆宜此。如有他症者，随症加减后药。

利气和血散 虚症皆用。

炉甘石三两，火煅，水飞，焙干

再以枳壳、归尾、桂枝、白芷、细辛、薄荷各五钱，水三盅，煎八分入甘石内，候干，研极细，再入台麝三分，共研匀，收于磁瓶内，以黄蜡封口，此为药母。凡虚寒重翳者皆宜用此，随症加入后药，点内障之药母也。

除湿散 专治湿烂水眼。

黄丹水飞 海螵蛸各等分

共研极细末，加入六龙散内，点之。

五味敛光散 专治瞳仁散大。

枣仁 五味子 白芍 山萸 金樱子 全当归各三钱

水煎，入甘石二两，内仍照前方炮制，加台麝二分收贮。

---

① 炉甘石：原作"露甘石"，据医理改。

水火散 专治火眼有余症。

炉甘石一两，如前制　生姜汁半盅

制甘石收贮应用。

古方清火明目散 专治火眼有余，虚寒切忌之。

炉甘石八两，如前制　川黄连四两

煎水浸入甘石内，用艾火熏至起金星为度，再入台麝四分、冰片一钱，研匀收贮。

止血定疼散 凡割眼中瘀肉时，割后先点此以止血止疼。

芫花五钱　归尾三钱　乳香二钱　没药二钱

煎水如前，制甘石一两，入台麝五厘、珍珠一钱、血竭二钱，共研极细收贮。

正瞳膏 专治侧目斜视。

松香五分　乳香二分五厘　朱砂二分五厘　铜绿二分五厘

谅加蓖麻仁，共打成膏，摊于红缎子上，贴太阳穴，左贴右，右贴左，瞳正即去。

珍珠青黄散 专治目中星翳白点。

珍珠　黄丹　轻粉各一钱

共研细末。

左目病，吹右耳；右目病，吹左耳，其翳自去。

拨云锭子 专治远年近日热症，目疾有云翳者。

炉甘石一两，制如前　硼砂五钱　冰片五分　台麝一分五厘　海螵蛸钱半
珍珠三分　血竭钱半　乳香五分　没药五分　黄连汁一钱

共研极细末，用糯米糊打成锭子，阴干，临时以白水磨汁点之。

蕤仁膏 专治翳膜。

蕤仁一两，去油　硼砂一钱　台麝三分

共研极细，磁瓶收贮，点热症有功。

苦石 <small>专治火眼。</small>

炉甘石<small>一两</small>　黄连<small>六分</small>

煎水，制甘石炮制如前，加台麝一分，研匀收贮。

酸石 <small>专治瞳仁散大。</small>

炉甘石<small>一两</small>　五味子<small>八钱</small>

如前炮制，加台麝一分收贮。

以上均为点药之母，随症施治，看有何病加后药。凡制甘石者，皆须火煅，水飞极细候干，再加汤药渗入，候干，加工研细，加麝调匀。均以磁瓶收贮，黄蜡封口为妥。凡苦寒，点药不宜概用，即壮实之人，须是热症方可。亦须暂而不可久。如点之不愈者，急当改图，切勿以此误人也。

【**点评**】以上眼科外治方他书罕见，蕤仁膏眼科文献中虽多，但药物组成不同。本书诸方中除常用炉甘石外，少用金石药，较多运用植物药，药物组成多较精炼。

选集点眼诸药

附载药性、所治之症、兼炮制之法，俱列于本草之下。

硼砂：味咸，能软坚，点水眼，胬肉、瘀血、瘀肌、瘀肉、翳中亦可用，取其软坚也。烂眼不宜，恐疼也。明亮如月色者佳，生研。

硇砂：味咸，无坚不破，无肌不生，射歹肉而不损好肉，年久翳膜肌肉非此不除，又能杀虫用。以开水化开，澄去垢，隔碗入水，焙①干刮下，收入磁瓶内。切勿令泄气，见潮出气则化为水，至冬春仍凝为块。分五色为五行，以黄色佳，次者水红，次则白，次紫，再次黑，灰为至下。为目科外科之要药，有无数之功效也。

朱砂：辰州者佳，故名辰砂。生研用正瞳振邪，服以定神。

青礞石：治目中因痰结块，点之化水而消。

花蕊石：点瘀肉湿翳最效。

铜绿：红铜上刮下者佳，正瞳用。

阳起石、云母粉：去死肌，明目，止疼痒，用水煮数沸，研用。忌火。

白丁香：一切重翳非此不除，善能化腐，其性最烈，不可轻用。炮制法：春冬之麻雀粪，不拘多少，以沙锅入水，煮数沸，罗去渣，澄去垢，将水盛在碗内，放在热锅微焙，其水变为红色，将红汤澄去，下剩白粉，候干，刮下即为白丁香也。

磁霜：年久重翳，非此不去，善以消磨之功也。以好细磁器用炭火煅红，用陈醋汲碎，研细，用井、泉水飞过，研至无声为度。红磁为珠，粉白者为翠，白青者为翠青，五色分五行，用之总以白者为上。用之亦多。

空青石、玉屑、玛瑙、古钱、石脂、赭石：以上各味，火煅水飞，点目去翳，生光明目，宝石尤效。诸味点瘀肉死肌，不拘远近，无坚不破，加青盐力尤速，加干姜末以去寒，随症加入药母内，非只单用也。空青点翳如神，然不易得之，石内之水，点目复明，一切火

---

① 焙(kào)：烘烤。

眼尤效；古钱消胀；赭石去毒、目中流血；石脂收敛瞳仁，乃性收啬①故也。

琥珀、珊瑚：生研点目，生光，止疼，正瞳仁。瘀肉、瘀血、膜翳、死肌，皆可有效。

珍珠：以豆腐一块将珠入内煮之，或微火聊②煅亦可，生用有毒耳。点目止疼、正瞳、生光。日久目疾治好，必点此以生光也。

熊胆：性寒，点热症有奇功。去垢、分尘、生光，虚寒最忌之。

青鱼胆：诸鱼胆同性，治同熊胆，点目夜能视物。不可轻用，大寒。

牛黄：性寒，点热眼有功，无他用。老牛胆中，即同牛黄，力少缓耳。

白矾、胆矾：收泪、去湿、消阴、解毒、止疼，可搽阴挺。

青盐：咸能软坚，重翳肌肉皆可用，目眦红肿疼胀，退热逐水，明目止疼，外消阴挺。以青盐洗目、漱口，可以明目固齿。

干姜：大温。年久白翳内障，寒症皆可用。去筋，研用。

蜜佗僧：水飞、晒干，善除湿烂，眩水眼最效。

冰片：香能透窍。与麝香，凡点药中不可少也。去湿、明目，不可多用，又不可久用，此劫药也。

潮脑：点目去风、止疼、除湿热。

石蟹、石燕、石胆：点目生光去翳。

荸荠粉：点目去热、止疼、明目，石磨磨碎，去渣，澄汁为粉。

青石粉：点目去浮翳而生光，不可火煅，只以水飞晒干即用也。

---

① 啬：通"涩"。
② 聊：通"燎"，烘烤。

元明粉：即朴硝所制。去瘀肉、瘀血、肌膜，消热、除寒、消肿、止疼，消阴挺。

焰硝：点目解毒、化瘀、消肿胀、止泪、明目。

石碱：点目去尘垢。

饴糖：点飞丝入目最效。

雄黄：点疳眼，解毒，去翳膜，消肿胀。

血竭：凡目被物损伤，可补其损，同花蕊石尤效，止血。

象牙：目中被竹木刺入不出者，磨水点之立出而无痕，止疼。

黄雄鸡肝汁：点目化坚，点雀目，煮熟同雄黄食之，治雀目最效。

石菖蒲根：研碎末治飞丝入目，左目塞右耳，右目塞左耳。

蝙蝠血：点目能以夜视，与鼠胆同功。

没药、乳香：点目止疼，散瘀血，解毒，生肌。

巴豆霜：目翳至重者点之，去油、去膜为霜，割时先点，收泪不疼。

乌梅：磨汁，敛瞳仁，消瘀肉。

麝香：用此专以透窍。凡点药中不可少此也。

凡草药须煎汁，凡石性者须火煅水飞。目中微物不容，故点药必以细极为妙，研至无声为度。

先祖并将药品前后详明，遗留后辈子孙者，知广川刘氏家传。广川者，乃邑之古名也，即今景州是也，属直隶河间府，古为广川郡，又名蓧邑，又曰西柳，乃汉朝周亚夫出守地也，至今州治西有亚夫庙塚云，以志不忘。景芬 谨识

【点评】选集外用眼药并阐述药性。

治目诸药选集应用本草

服药。

党参性温，味甘而补，为百症之中圣药，不偏不倚，是以参、术、芪、草，故名四君子汤。一切虚症，目疾色白、坑陷、旋螺、翳膜疼痛，其功不能尽述。无非培养元气之功也。

黄芪绵软而长者佳，生用固表止汗，托里，同防风用其力更大，一切虚症皆宜，蜜制其功同党参。

白术人乳制以滋阴，土炒以健脾，麸炒去胀，善能除湿，为脾胃之圣药。一切虚症水湿皆宜，功同参芪。

甘草梢去尿管疼，节消痈肿，子除中热。生用消毒，制用补中，一切内外皆宜，同上共四味，为四君子。

苍术补脾燥湿，与白术同功。白乃补而敛汗，苍乃燥而除湿。多用发汗祛风解郁。凡脾湿烂弦宜此。

地黄性凉，行血、止血、凉血、养血，专理外障暴发，以姜汁炒，不寒胃。其用有四：清心经之血热、泻诸经之湿热、去鼻中之衄血、除五心之烦热。若脾胃虚寒，白翳坑陷红、睑缓，皆不宜用。制熟温肾、生精血，为补肾之要药。目干无泪、目前如烟者，须多用，气虚者不宜。姜汁炒，砂仁末拌炒，不泥胸。

熟附子性温，专补命门而回元阳，其性走而不守，惟温补之功。除风、寒、湿三邪之要药。白翳坑陷而旋螺，青盲突睛，三阴寒毒，三阳厥逆，舍此莫挽；肾厥头疼，阴虚血热，一切沉寒固冷，羞明大疼等症，非此不除；血虚者，不宜并治；伏风偏盛，寒中三阴，中寒夹阴，身体大热，不受清解，非附子不可以挽回；为寒所隔，中焦气不升降，小便闭塞，惟此立通也。

当归头止血，身养血，全和血，尾破血。专入心肝脾三经，血分中之要药。目涩不光润者，乃血短而凝也。若血热，生地宜用。

薏苡仁专除胸中上焦之热，清利肺，健脾利水；治肺痈。

怀山药补中益气，强精益肾，健脾渗湿，清热；去头面游风。

山萸肉温肾肝，固精气，强阴助阳，暖腰膝，缩小便，安五脏，通九窍；滑精、耳鸣耳聋、鼻塞、目黄等症，去核制用。

枸杞生精明目，补虚劳，助阳；腰膝疼麻，肾虚，目病。

地骨皮泻肺中伏火，肝肾虚热，凉血，补正气；疗在表无定之风邪，传尸有汗之骨蒸，同枸杞甘寒平补，专补精气之功。

杜仲肾虚腰疼，目前如堆烟者；补肝，润肝燥。

白蒺藜治二目红肿，翳生不已，泻肺，敛肝；虚劳腰疼，遗精痔①漏，益精明目；性寒。

白附子性热，纯阳，为阳明之药，能引药上行。故治头面百病，受风头疼，中风失音，气冷心疼；补肝虚，去风痰；作脂消斑疵。

破故纸治目疼，一切虚症，肾冷精流，虚泻。入心包，补命门，暖丹田，壮元阳，为补命门之要药也。

肉苁蓉视物不明，以此补水中之火，大补精血命门相火，滋润五脏。补而不峻，滑肠，故气虚者少用，恐泄气也。

何首乌强精益髓，养血，祛风，补肝益肾，为滋补之良药。视不见远者，宜用之。

菟丝子视物无力者用之。强阴，益精，祛风，明目，补元阳之气。

益智仁性热，视物不明用之。补心气、命门、三焦之不足，涩精，固气，开发郁结，使气宣通。胃寒、唾涎、呕吐、泄泻、滑精宜用。缩小便、进饮食，腹中寒疼。

车前子凉血、强阴、益精、明目，清肺肝之风热，渗膀胱之湿热，利小便而不走气，通五淋、泄痢，止吐衄。暑湿、目赤、障翳疼肿皆宜。多服令人有子。内障不宜多用。

茯苓益脾渗湿，清肺，利小便，口干生津止渴，益心除烦躁。

木通清上焦心肺之热、胸中烦热，使由小便出；目眩、口干舌燥、大渴，通利九窍，

---

① 痔：原脱，据《本草备要》补。

咽疼失音，水肿，导诸湿热；亦可通大便以及周身等处。

泽泻 聪耳，明目，利便，泻肾经邪火，止头旋、水肿、脚气、泻痢，专于去湿热之功。

牛膝 为肝肾之药，能使诸药下行。益肝肾，腰膝骨疼、足疼筋挛，舒肋益肝行血之功；阴痿失溺、淋疼尿血、心腹诸疼，生散血破结。

川萆薢 甘苦，性平，祛风湿，补肝，益精，明目，固下焦。治风寒湿痹，腰疼久冷，关节老血，膀胱宿水，阴痿失溺，茎疼而遗浊，痔漏恶疮等症。浊淋、目疾以此分之。

瞿麦 苦寒，明目去翳，降心火，利小肠，逐膀胱邪热，为淋沥之要药。破血消癥，利窍通经。性利，下虚者忌用，能下胎。

灯草 甘淡而寒，降心火，清肺热，利小肠，治五淋水肿，通气止血；烧灰吹喉痹，擦疥最良，绳①把摩痒出虫。

竹茹 甘而微寒，开胃土之忧，清肺金之燥，除上焦烦热，凉血；胎热、崩中、动呃声微宜用；止渴除湿热，治黄病。

淡竹叶 性同竹茹，伤寒发热大渴，泻阳明风邪，烦热同石膏并用，中风、失音、小儿惊痫。

茅根汁 点目中死血，脾胃药也，补中益气，除伏热，消瘀血、吐衄血症，凉血之功；诸淋、伤寒、呃逆、水肿、渴烦。

地肤子 甘苦，气寒，益精强阴，入膀胱，除虚热，利小便，通淋漓；治雀目，洗皮肤风热肿痒。

猪苓 目胞水肿，夜视不见，渗湿利窍，行水，利便，泻痢，除伤寒、瘟疫之大热，乃利便之功，开腠发汗。

栀子 苦，凉，泄心肺三焦之邪热，使之下行，由小便出，吐衄血淋炒用；烦躁不眠，口渴，目赤，心疼。

黄柏 目赤耳鸣，泻膀胱相火，补肾水不足，下虚骨蒸，肠风，血痔，杀蛔虫，治口疮。尺脉弱者不宜用。

---

① 绳(zhuàn 赚)：卷，裹束。

大黄目科非血贯瞳仁、实热大便干燥不下者不可用，即用不过一时，便下去之；熟者力缓。

连翘散心经客热，眼角瘀肉红甚者可用，消肿去痒，血贯瞳仁实热之症，方可用之。

天花粉血贯瞳仁，口干唇焦，用之生津止渴、消肿生肌、排脓、利便、胃热、时疾狂热宜用。

知母清肺泻火，润肾燥，滋阴，消痰，止嗽，止渴，安胎；伤寒、烦热、骨蒸，利二便、疟、痢。

元参色黑，入肾，水制火，散无根浮游之火，利咽喉痛痹、利二便及伤寒阳毒发斑、骨蒸、传尸、虚烦、益精、明目、瘰疬、结核等症。

丹皮入心肝肾，泻血中伏火，和血，去瘀生新，吐衄要药，除烦，通经，退无汗之骨蒸，下胞胎，疔痈。

石斛入脾，除虚热，入肾，益精强阴，补虚痨发热；自汗盗汗，梦遗滑精，平胃气，其力甚微。

龙胆草大寒，酒洗益肝胆而泻火，肝以泄为补，除下焦湿热、惊痫、邪气、脚气、骨间寒热、热痢时气、赤睛胬肉。

黄芩泻肺火，除脾经湿热、热痢腹疼、寒热往来、黄疸、五淋、血闭，安胎，消渴，利水；白睛瘀肉红甚者用。

黄连大寒。磨汁点目赤红肿者，除热，杀虫。胞烂目疾，不可轻服。能泄心镇肝，凉血燥湿，开郁除烦，益肝胆，厚肠胃，止盗汗、泻痢、便血，解一切诸毒。心疼属热者，目红属实者用之。养肝明目之功，不可轻用也。

犀角凉心，泻肝，明目，清胃热，避邪，解毒，吐血，下血，定惊，伤寒时疫发斑，因下早，邪乘虚入，下迟，热留胃中，均可发斑。

羚羊角清肝明目，去障，清肺心之热，避邪，解毒，惊痫发斑，发怒，祛风，舒肋，恶血恶痢。

羊肝、羊胆皆清热，益肝胆，明目。

羊角治青盲，可复。

桑白皮泻肺中有余之火，治疳眼，止嗽，清痰，利水，通二便，喘满，唾血，热烦，大渴，水肿。

桑叶霜后取用，洗暴发火眼。

桑条、桑椹聪耳，明目。

桔梗目赤刺疼能止，入肺胃，开提气血，表散寒邪，清利头目，喉痹咽疼，开胸膈，气滞，痰壅，喘促，鼻塞不通，肺痈，口疮，胸腹疼，下痢。为诸药舟楫，使之上行也。

白芥子性温，治老痰，目疾，入肺，通经行经，开结，温中开胃，发汗散寒，利气化痰，消肿，止疼，咳嗽、筋骨诸症皆治，故白芥子、莱菔子、苏子，名三子汤，治痰嗽喘满。

杏仁白睛红丝可消，泻肺，解肌，除风散寒，烦热、痰、喘逆上气，润燥消积。

前胡明目，外感头疼，解风寒，理胸腹痰热，哮吼、咳嗽、呕逆、小儿疳气，推陈致新之功，无外感不应用。

川贝母清心热、散肺郁，虚痨、烦热、咳嗽、上气、吐血、咯血、肺痿、肺痈、喉痹、瘿瘤、乳闭，散结除热，外障白睛红润者用。

麦冬去白睛红丝，外障用。清心润肺，强阴益精，泄热除烦，消痰，止嗽，行水，生津止渴，吐脓、吐血宜用。

天冬治肺热目疼，外障用。清金降火，益水上源，泽肌，利二便，肺痈，吐脓血，咳嗽，喘促，足下热疼，骨蒸，生津止渴。

五味子敛肺经耗散之气，生肾不足之水，生津，定喘，退热。虚汗、虚嗽、虚喘皆宜用。

五倍子性涩，降火、生津、化痰、止嗽、止血、敛汗、下血，泄痢，脱肛，消目肿，治口①盗汗，以漱口水调搽脐上；须焙干用，敛疮口，非虚人不宜用。

远志肉令人耳目聪明，利九窍，长肌肉，壮筋骨，通肾气上达于心，开郁，宁心，定神，益智，定惊悸，治痈疽。

石菖蒲明耳目，补肝益心，开孔利窍，发声音，逐风除湿，去痰，消积开胃，惊痫，

---

① 口：疑为衍文。

止疼，噤口毒痢。

枣仁炒用补肝胆、宁心、醒脾、除烦、止渴、敛汗，生治胆虚不眠。

柏子仁润透心肾而悦脾，养心气，宁神，益血，止汗，除风湿，愈惊痫，润皮肌，辟邪，明耳目。

龙眼肉益脾，长智，养心虚，目胀疼，思虑劳伤心脾者，故归脾汤用之。治肠风下血，引血归脾之功。

莲子肉益脾土，交水火而媾心肾，安靖上下君相火邪，益十二经络之气血；脾泻，梦遗，滑精，久痢，妇人崩带，用之有大功效。

石莲子清心，开胃；噤口痢疾，淋沥等症用之。

砂仁辛温香窜，和胃醒脾调中，通行结滞，腹疼、痞胀、噎嗝、吐呕、赤白痢疾、霍乱、转筋，祛痰，逐冷，消食，醒酒，止疼，安胎，散咽喉、口齿之浮热，导引诸药入肝肾，此肝肾之响导也。研末搽口疮最效。

白豆蔻辛温，暖脾胃，散滞气，流行三焦，去寒燥湿，化食宽膨，脾虚、久疟、腹疼、吐逆、反胃、白睛翳膜可除。

肉豆蔻辛温，暖脾胃，调中下气，逐冷祛痰，消食解酒；积冷、腹疼、中恶吐沫①，涩肠②止痢，小儿吐逆。

草豆蔻一名草果，辛温。暖胃健脾，破气开郁，功同上二味，分别用之，小异。

诃子肉消痰，泻气，敛肺，降火，涩肠，收脱，止泻，冷气、腹胀。

香附一名莎草根。去目中凝血，内外障皆用，通行十二经、八脉气分，一切气皆主之，利三焦，解六郁，止诸疼，痰食、积聚、霍乱，止泻、脚气、痈疽或吐血、便血、崩带、月信不调，推陈致新之功；生用行胸结、达皮肤，熟用走肝肾，炒入血分而补虚，盐水炒入肾，酒炒行经，醋炒消积，姜炒化痰，炒黑止血；血分中要药，妇人科不可少者。

陈皮散燥，补泄，调中快肠，导滞，消痰，破癥，宣通五脏，统治百病。留白则补，去白为橘红，泻气、消痰、散皮、发表。

---

① 沫：原作"抹"，据文义改。
② 肠：原作"胀"，据文义改。

青皮入肝胆，疏肝、泻肺、破滞、消坚、除痰、开郁，能发皮表之汗。气虚不用。

槟榔散邪，破滞，泻胸中至高之气，下行攻坚，去胀，消食，行痰，杀虫。

大腹皮辛，泄肺，温和脾，下气行水，通大小肠，水肿、脚气、痞胀、痰结同止。

三棱、莪术治食积、血块、小儿疳眼、目顶平如镜，用以消积。

元胡内障用，其能行气中血滞、血中气滞。

厚朴平胃气，宽隔，消痰，化食，消积，客寒犯胃、湿气侵脾。

枳实性暴，宿食坚积非此不除，麸炒用力缓。不可多用，虚人不宜。

枳壳开窍，性可同枳实，力稍缓。不可多用，攻消之功。

黑丑、白丑能洗眼胞红肿，不可轻服，非食水积聚不用，攻下之力。

大戟、芫花、甘遂、海藻四味点目中血瘤最效，不可内服。

三七治赤眼、毒眼，磨汁点之。

苏木煎水洗目中瘀血，同防风能散内外风气。

红花理血，去旧生新，目中死血、板红用之。

紫草血热目疾，惟凉血之功。

丹参生新血，去旧血，眼肿而赤者用。

郁金开胸破结用之，行瘀，磨汁点目中瘀血。

泽兰扑打损目，头疼不止，行血止血和血，行中带补之功。

续断治目内伤可补，刺疼可止，养血和血之功。

白芍理脾气，泻肺火，明目，敛汗，止疼。白术补脾之阳；白芍补脾之阴，同参芪益气，同川芎泻肝。敛瞳生光，乃抑肝扶脾之力；止疼收泪，乃养肝平阴之功。

赤芍去目中死血，专于破血行血，小肠火盛可除，内障不宜。

乌药寒气作疼，治一切气余之症，不足者不用。

葳蕤养肝血，理眦伤，内障用。

阿胶养血之功，血虚夜疼者最宜，炒珠用。

五灵脂生血，行血，止血，止疼，妇人目疾多用之。

山楂专消肉积，积目用之，消化之药。

桃仁破滞血，生新血，养血润燥，目中瘀血用之。

蓼花治水眼，明目去湿之功。

秦艽除头风，解酒毒，去风活络，养血舒筋，目纲挛急者须用。

藁本专治颠顶头疼，除内热之功。

夏枯草治眼珠夜疼如神。

蔓荆子能散风，止头疼，不宜多用，胃虚血虚不宜。

辛荑止泪、头脑风疼、鼻①塞不通者，温肺。

细辛止少阳头疼，借独活为使，诸风湿淫立消，温阴除寒，风泪、目疼宜用，血虚夜疼者不用。

白芷治阳明头疼，风寒之要药。目痒迎风冷泪，眉梢骨疼，宜荆子、细辛、白芷，血虚者不宜。

川芎手少阳、足厥阴、血虚各头疼，诸游风、中风入脑、偏正头风，皆治之。上行头面，下行血海，血中气药。同参芪补元阳，同归芍可理血虚。

羌活、独活除新旧风湿，引药上行，散风之功，疏肝尤妙。

柴胡泻肝火，止寒热，散诸经血结气聚，阳气下陷须用以引清阳之气上行，而平少阳、厥阴之邪。

升麻入脾胃二经，引药上行，伤风、头疼，升发火瘀，开提清气，以参芪之力而补胃中元阳。

天麻开窍，除风湿，益气，强阴。肝虚内作之风，必借血药以佐之。

防风此风中之润药也，专引风药至湿处。治目用身，治下用梢，目赤多泪、目盲无光宜用。能助参芪之力，杀乌头之毒，燥湿，水烂、目疾多用，专入气分，荆子入血分，故并用。

荆芥入肝经、气分，解肌表，清头目，行瘀血，去湿热，炒黑止血。

---

① 鼻：原作"不"，据医理改。

苏叶入气血，散风，下食，止霍乱，消胀，疏表，目疾不可多用。

麻黄治风寒头疼，肺虚、目疾。邪入重地，借气药可祛卫中之邪，借血药可祛营中之寒，借温药可逐凝阴寒毒，借寒药可除①炎蒸之邪热。连节用治目中旋螺突睛。表虚人不宜。

干葛阳明药也，能鼓舞胃中清气上行于目，酒伤目疾。虚人不宜。

半夏治痰湿寒暖症，非此不除，睑皮宽解之要药也。

藿香金清和芳香之气，治口臭，目脓，外障用。

木香顶陷可起，肝气上逆，非此不除，同砂仁为肝肾之响导。

胆南星白睛如烟者，用此以去痰，治风、逐痰之功。

薄荷消风热，清头目，内外皆用。

青蒿目热，用以去热，寒不宜。

牛蒡子治湿热目肿，面目浮肿。

益母子一名茺蔚子，治瞳仁缩小，与青葙子同治。

木贼草治肝胆有余，目翳因怒暴，生者不用。

冬花、紫菀二味治肝寒，目在日光下不见瞳仁者，用以温肺，制用。

女贞子补肝，益精，明目。

吴茱萸疏肝气，降浊阴，目中大疼，能止血，不宜炒炭用。

公丁香治呃逆，大寒入肾病目，热症忌之。

芦荟下部阴挺作痒，纳入，杀虫，明目。

沉香惟阴挺作丸服之，消阴挺。

乳香治目中疼，解毒生肌。

没药散目中瘀血，生肌止疼。

金樱子目疾、遗浊、滑精，敛瞳仁。

---

① 除：原脱，据文义补。

苦参养肝益肾，明目止泪，外障用。

威灵仙去寒湿，风寒湿之要药，其性猛①，故目疾用之，虚人不宜。

土茯苓去湿毒，杨结毒用之。

白芦根酒伤目红用之。

决明子治肝热目疾，收泪止疼，一②切外障者皆用，故曰决明。

金沸草治头疼目疾，明目去头旋。

地榆治痢疾、疳眼。

秦皮去肝中久热，白翳膜遮睛，视物不明，旋螺，红肿疼泪，煎汁点、洗皆可，虚人内障不宜。

茵陈治湿热黄疸，目黄。

炮姜温肺止疼，生血散瘀，炮治左目，生治右目，寒症宜用。

石决明开青盲，消翳障，点目去赤膜，退外障。

甘菊花去头风，清脑热，养目血，除翳膜，收泪明目，散风淫之湿气，利一身之气血，去目中死血，内外障皆宜。

金银花散外障，消热瘀，疗风，明目。

钩藤钩善于养正，口眼歪斜、侧目斜视用之。

牙皂治目虚不明，退翳后不明用之，以透其明，取其无坚不破，无闭不开之力；皂刺取其锐利，引诸药直达病所。

血竭治目睛核破，被物伤者，内服外点均可。

蒙花微寒，入肝经。治目中赤脉，即血贯瞳仁，青盲、肤翳、赤肿眵③泪、小儿疳气攻眼者皆宜。

肉桂治内障、青盲，一切虚寒、命门火衰非此不除，可以引火归源。

---

① 猛：原脱，据文义补。《本草纲目》："威言其性猛"。

② 一：原脱，据文义补。

③ 眵：原脱，据《开宝本草》补（"主青盲肤翳，赤涩多眵泪，消目中赤脉，小儿麸豆及疳气攻眼。"）

谷精草_{治一切星翳障眼。}

蕤仁_{点目，上胞肿烂、大小眦红肿，退翳，赤脉、胬肉、热症，生光止疼。}

川椒_{治目中翳膜，安蛔虫，去毒，子去水最良。}

乌梅_{磨汁点目中肉瘤，敛瞳仁。}

蛇退_{去翳膜，内服外洗均可。}

兔肝_{治目暗，复明。}

核桃仁_{视物不明须用，常食大益命门。}

荸荠_{消食，除热，明目，去翳膜。磨粉点目，除热去膜。}

田螺_{肝热上拥，两目赤疼。为末，点之立效，可去硇砂毒。}

木鳖子_{治拳毛倒睫最效，为末，拈塞鼻，左塞右，右塞左。}

蜂蜜_{治目中尘迷，点之即消；合诸药为丸，解诸毒。}

千锤麝香膏　_{治一切疔毒恶疮，无拘大小，初起立消，共打成膏，凡疔毒最奇效。}

松香_{三钱}　乳香_{三钱}　雄黄_{三钱}　巴豆_{一钱，去皮}　台麝_{一分}　蓖麻仁_{量①加}

【点评】选集内治眼药并阐述药性。

---

①　量(liàng 亮)：斟情；酌量。

卷 四 附：绛雪丹

《绛雪丹》一书，经枣林张硕亭太守刊之于前，次经张林西廉访梓之于后，内多增益，失之太繁，反昧其真，今亦仍其旧云尔。庚辰百花生日梓。

是岁丁亥季春，医无闾子①偶思血症难疗，是日梦天降绛雪，因名其篇曰《绛雪丹书》，将胎前诸方笔之于后，各分门类，令后学者以便观阅②。

妊脉诀

凡人气血各有虚实寒热之异，惟察脉可知。欲安胎者必须按脉立方，因病用药，故首立妊脉诀。

肝为血兮肺为气，

血为荣兮气为卫；

---

① 医无闾子：中国中医药出版社 2002 年版《绛雪丹书》(王毓整理)及人民军医出版社 2010 年版《绛雪丹书》(陈伟然点校)均作"医巫闾子"。明医家赵献可，字养葵，号医巫闾子，著《医贯》。相传本书为其子赵贞观所著，非医巫闾子也。赵贞观，明代医家，字如葵，鄞县 (今浙江) 人，名医赵献可之子。承父业，亦精医，颇具医德，治病不计利，著有《痘疹论》《绛雪丹书》等，已佚。

② 是岁……以便观阅：此段文字由"妊脉诀"后"调经论"前，移至此处。

阴阳配偶不参差，

两脏通和皆类例；

血衰气旺定无妊，

血旺气衰应有嗣；

寸微关滑尺带数，

流利往来并雀啄；皆是总脉闭塞不行成胎，以上皆是血多气少脉。

小儿之脉已见形，

数月怀躯犹未觉；

左疾为男右为女，

流利相通速来去；两脉流行，滑利相通，疾速去来。

两手关脉大相应，

已形只在前通语；设两关洪大相应，是胎已有形状了。

左手带纵两个男，纵者，夫乘妻也。水行乘火，金行乘木，即鬼贼脉也，其名曰纵。

右手带横一双女；横者，妻乘夫也。是火行乘水，木行乘金，即所胜脉也，其名曰横。

左手脉逆生三男，逆者，子乘母也。是水行乘金，火行乘木，即己生之脉也，其名曰逆。

右手脉顺还三女；顺者，母乘子也。是金行乘水，木行乘火，即生己之脉也，其名曰顺。

寸关尺部皆相应，

一男一女分形证；

往来三部通流利，

滑数相参皆替替；

阳实阴虚脉得明，

遍满胸堂皆逆气；三部大小迟疾相应。盖关前为阳，关后为阴，阴阳相应是一男一女形证之脉。若寸关尺通行流利，皆替替有力而滑数，皆是阳实阴虚之脉，主妊妇逆气满胸而不顺。

左手太阳浮大男，左手寸口为太阳。

右手太阴沉细女；右手寸口为太阴。

诸阳为男诸阴女，疾滑实数为阳，沉细为阴。

指下分明常记取；

三部沉正等无绝，

尺内不止真胎妇；三部脉沉浮正直齐等无绝，真怀孕之妇也。

夫乘妻兮纵气雾，即前鬼贼脉，雾露也，又上下也，如夫妇阴阳二气上下相遂，如雾润结子也。

妻乘夫兮横气助；横注见前，谓两旁横气佐助。

子乘母兮逆气参，谓子气犯母气相乘，逆行之气相参合也。

母乘子兮顺气护；

小儿日足胎成聚，怀胎五月而日足，胎方成而结聚也，凡胎聚纵横顺逆四气以荣养，方可以成形也。

身热脉乱无所苦；妊妇身体壮热，脉当见急大躁乱，非病苦之证，因身无所苦也。

汗出不食吐逆时，五月胎虽成而气未备，故胎气不安，上冲心胸，汗出，不食，吐逆，名曰恶阻。

精神结闭其中住；

滑疾而散三月胎，三月为始，胎未有定议，心胞脉以养之，故脉见滑疾流利，为气少血多，脉不散为血盛，则始结为胎。

但疾不散五月母；是五月胎之脉。

弦紧牢强滑利安，是平安脉。

沉细而微归泉路。若是脉见微细形，急服补剂以相助，脉于形不应，故云死也。

前文虽言太阴沉细诸阴女，似乎相违，又沉细诸阴皆顺方，是无病之脉，不特三部脉，皆不沉细，不同即病。

【点评】从脉与气血的关系为基础讨论妊娠的多种不同脉象，并加以解说，总以左右阴阳的不同及其顺逆为要点。

调经论

有客问于无闾子曰："先生尝言调经以滋水为主，不须补血，何也？"答曰："夫水，人所自受也。女子一七而肾气盛，齿更发长；二七而天癸至，任脉通，冲脉盛，月事以时下。天者，天一之真；癸者，壬癸之水。月乃太阴之精，故一月而盈，盈则昃①。女子经水亦如是，故名月信。要以时下，能有子焉；不以时而下，即为有病，何能有子？所以得调经，调经必以滋水为主。"又问曰："月经明一红色，非血何也？"答曰："女人与男子异治者，正为此也。女人自有一系胞之所，即养精之处，养之一月则盈，盈则昃，昃则虚矣。因时交感，故虚而受人，而有孕。此水即以养胞，故不月矣。及产子之后，亦不月而有乳汁，乳汁色白，可谓血乎？人虽七七而天癸绝，其所绝者，此也。其人流行之血，仍不见亏，可知非血也明矣。"又问曰："夫经不顺，以四物汤补血，必以六味丸滋水，滋水兼可以补血，补血不能兼以滋水，何也？"答曰："盖血乃后天饮食入胃，游溢精气而成，以为流行之用。夫经水乃冲任所主，人身中奇经八脉，俱属肾经

---

① 昃（zè 仄）：太阳西斜。此指月亏。

之脉，其冲任者，乃奇经之二。此脉起于胞中，乃经脉之海，与手太阳、手少阴为表里，丙火小肠、辛金肺，二脏配和，自然化水，上为乳汁，下为月水。女人独禀此水，为生生①之源，与男子二八之精同气，从天一之源而来，潜滋暗长，积之一月而满，满则溢，似血而实非血也，故经云'男子以此藏精，女子以此系胞'，然其间全恃一点命门之火为主，火旺则红，火衰则淡，火太旺则紫，火太衰则白。所以滋水更当养火，火甚而有干涸不通者，虽曰火盛极，亦不宜以苦寒之药降火，只宜大补其水，从天一之源以养之使满，满则溢，万无以毒药可通之理。调经之法尽此，可以种子，又可以安胎、固胎。若有外邪与脾胃虚衰等症，宜随杂症添方调治可也。"

调经地黄汤

熟地　杭萸肉　茯苓　山药　丹皮　泽泻

炼蜜为丸。

或问："丹皮、泽泻，闻能坠胎，何以用之?"答曰："《本经》云丹皮能破恶血，生新血，安生胎，落死胎，用以补血药中能补血，用于破血药中能破血，顾用得何如耳。泽泻，《内经》云治受风身热，汗出如洗及恶风等症，以泽泻、白术各十分，鹿衔草五分。且仲景乃方之祖，用二味于八味丸中，以其补肾故也。东垣八味论中，称其强阴益精，补肾气，益气力，则无妨于胎也明矣。"如经水不及期而来者，是有火也，只用本方滋水，火自平矣；不及期而来者，多本方内加海螵蛸、柴胡、白芍；如半月十日而来，绵延不止者，此属气虚，急用补中益气汤；如过期而来者，是火衰也，本方内加艾叶；如迟而

---

① 生生：使生命生长不息。第一个"生"，为动词，使动用法；第二个"生"，为名词，生命。

色淡，本方内加肉桂；迟而多者，加防风、肉桂，甚则升阳举经，此其大略。其中亦有过期有火者，有不及期无火者，或多寡之不同，不可拘于一定，当审其脉之迟缓，视其禀之虚实强弱，俱以滋水为主，随症加减，无不愈也。凡黑紫，多属火旺之甚，然则亦有虚寒而黑紫者，不可不察脉而审其症也，至于淡白则无火也明矣。

升阳举经汤 虚寒加肉桂。

人参　黄芪　柴胡　升麻　防风　甘草

水煎服。

有临期作疼者，血不足也，以调经汤加黄芪、肉桂、牛膝；有火，加柴胡、芍药、牛膝；若经后作疼者，只可以调经，本方不用加减或加减八味地黄丸为妙。又有两三月一行者，左胁有块，此肝脾郁结之症，用加味逍遥散兼服调经地黄汤。大凡月经短少、渐至不通者，但宜调经养元气，若专攻其邪，元气反伤矣。柏子仁丸可用，慎勿以毒药攻之。柏子仁丸不如八味丸得正。但两三月不行经，左胁有块者，用地黄丸加川贝、柴胡、芍药、当归，兼服归脾汤。

柏子仁丸

柏子仁五钱，炒　牛膝五钱　卷柏五钱　泽兰五钱　续断二两　熟地三两

炼蜜为丸，如桐子大，宜多服之。

凡妇人经水不调，多有患瘰病者，以调经方加柴胡、芍药、贝母、桔梗服之，再以千锤麝香膏贴之，无不愈者。

千锤麝香膏

雄黄三钱　松脂五钱　乳香五钱，去油　麝香半分　冰片三厘　蓖麻仁量药加之

共研为细末，同锤成膏。贴一切无名肿毒、恶疮及斑毒、疔毒等

症最效。

妇人多崩漏之症，当分阴阳治之。夫气血，人身之阴阳，阳主升，阴主降，阴以阳根，阳以阴根，一升一降，循经而行，则崩漏无矣。若阳有余则升者胜，血出上窍而为吐衄；阳不足则降者胜，血出下窍而为崩漏。总之，血随气而升降也。阳气者，风也，必得春风，方能上行；阴雪者，雨也，必得细雨，方能浸地。故用助风益气汤，如气虚不能摄血而崩者，其人面必白，尺脉虚大无力，饮食无味或久病有之。

助风益气汤

柴胡　升麻　防风　羌活　独活　人参　阿胶　炙芪　甘草　荆芥穗_{炒黑}

妇人阴虚，阳气下陷，阳搏于阴而崩者，有阴中之阳气虚而崩者，其人面必赤，尺脉鼓指有力而数，饮食知味，宜服助风益阴汤加减。

助风益阴汤

柴胡　丹皮　熟地　山药　山萸　茯神　阿胶　防风　川羌　独活　升麻　芥穗炭

上二方治崩，益气者不用一味血药，益阴者不用一味气药，分别施治，无不神效。至于男女大便下血者，亦倚此二方，分别治之，亦获效焉。

妇人有患赤白带下者，带者，奇经八脉之一也，于腰脐间回身一周，如束带焉。八脉俱属肾经，天地间黄河如带，人身中带脉是也，统摄一身无形之水。下焦肾气虚损，带脉漏下，白者为气虚，赤者为有火。凡治必以补肾为主。白者多，赤者少，有脾虚者，六君子加升麻；气虚者，益气汤加半夏、防风；有肝虚者，服逍遥散兼六味地黄汤。

阿艾汤 _{有加海螵蛸、当归以治带下者。}

阿胶　艾叶　杜仲　续断　熟地　黄芪　柴胡　防风　山萸　补故纸

如带赤，用六味地黄汤加杜仲、续断、阿胶、柴胡、防风；一有发热之时，经水忽来忽去，昼则安静，夜则谵语，如见鬼状，名为热入血室，当用小柴胡汤加生地、红花、归尾、官桂、丹皮。妇人经水不通，血化为水，名为血分，宜用椒仁丸主之。

椒仁丸

椒仁　甘遂　续随子　附子　郁李仁　当归　牵牛_炒　芫花_{酒炒}灵芝　石膏　吴萸　元胡　矾石_{各一钱}　班蝥_{卅个，米炒}　芫青_{卅粒，米炒}

炼蜜为丸，如桐子大，每服十五丸，空心米饮下，后用归脾汤调理。

【点评】作者论述调经重在滋水补肾而不重在养血，反对率意攻邪，是从人体先天之本着眼，有着更深层次的认识和思考。治崩漏强调益气养阴而用风药上行。所列诸方，多以补肾益气升阳为主。

关格症

妇人有患寒气，自少阴肾经从下而入，其症大小便不通，或无脉，或口渴求饮，饮之少刻即吐，吐而又饮，食、药俱不能入，热药入口即吐，凉药迟刻亦吐。其人目了了而面带阳，其腹坚，动而胀，亦有微见小便者，或微见大便者，尚可治，其名为关格。关，则不能出；格，则不能入。二者并见极难治，不得其方则命尽矣。若用白通汤无获，效不确者，今陶节菴改为返本回阳汤。

白通汤

附子三钱　干姜三钱　连须葱三根

少阴下利宜用此方。

返本回阳汤

白术五分　人参五分　甘草五分　附子五分　炮姜五分　黄连二分　葱白连须，二根　猪胆三匙　童便半酒盅

水煎，用盅半水煎七分，以水探凉，入童便半盅、猪胆汁三匙，一服即愈。服药后脉渐出者生，暴出者死。余于丙午岁在京中有顾姓者，其子得是症，六日方死，先以此方与，伊不能信，故此耽误。别此症者，惟北城老陈先生，以外俱不识此症，故记之。

延年种子方　阳不足服后方。

沙苑蒺藜炒　南鱼鳔蛤粉炒，各半斤　枸杞炒

炼蜜为丸，桐子大，每服三钱半，空心元酒送下。

鹿杞膏

枸杞一斤　鹿角胶二斤

用桑火将枸杞煮至无味，去渣，再熬成膏，再入鹿角胶，煮，同化开，入磁器内，同枸杞膏煮至筋挑三四尺不断如线，取起，候冷切片。临服时炖化，空心服，初服二钱，渐至三钱，大能益寿助阳，种子神效。

【点评】关格重症，本虚标实，返本回阳汤寒热并用，温补脾肾以回阳。

痃癖论

妇人有痃癖之疾者，腹内进①脐左右有筋脉可辨，疼时如指、如臂、如弦梗起。痃癖在两胁之间，有时而疼，或有块，不时上攻，或有声响，初如鸡子，渐至三四寸，或大如碗。或经水不调，或时爱吞酸，其状不一，难以枚举。此症乃妇人之疝也，切不可用消克之药，当以逍遥散加吴萸、黄连、芦荟、木香，兼服六味地黄丸加柴胡、芍药、吴萸、黄连、贝母，养正气而疝自愈，后用归脾汤调理。

【点评】痃癖与疝气本为两种不同病症，作者此处误将两者混为一谈，故不用行气散积破结，而用调和肝脾、温肾扶正之法治疝。

阴挺症

妇人有阴挺之症，如菌、如蛇、如茄、如指数根者，又有如鸡冠，甚则大三四寸，如男阳，或闷疼出水，湿痒，是内受湿热而生虫焉。或经脉不调，饮食无味，内热晡热，小便涩滞，此皆七情六欲火伤损肝脾而得也。凡有此病者，自脚以至小腹，即夏月亦缺汗。治法当用神效普济丸以消其挺，朝用补中益气汤倍加柴胡，再加山栀、胆

---

① 进：通"近"。

草；夕用六味地黄丸为引，加柴胡、吴萸、黄连、芦荟，愈后则服归脾汤调理多日，永不再发。此亦女子之疝也，但女子不曰疝，而曰瘕是也。如有虫作疼作痒，用鸡肝将虫引出治法则愈。

神效普济丸

沉香　苍术　公丁香　明雄黄各等分　蟾酥一分

将蟾酥用烧酒化开，去渣，合前药为丸桐子大，每服三丸，放在舌下，随化随咽，化完以清水漱口，吐之，莫咽。服药时先以被盖，至脐下汗出即愈。如下作痒，先用法引出其虫，再服丸。

鸡肝引虫法

鸡肝一片，切碎，入芦荟、胡黄连末，再入麝香少许，以线合之，纳阴内疼痒处，立止。

【点评】认为阴挺与湿热生虫有关，故在补中益气基础上清热除湿杀虫。并外用引虫方。

试胎有无法

凡受胎四十日外，必患恶阻，亦有不患者。如欲知胎之有无，用试胎法：川芎生用二钱为末，不见火，重汤煎艾叶汤调下，空心服。若微动者，即孕；脐下动者，乃瘕也；不动者，血凝也。

又一方

炙甘草一钱　皂角一钱，去皮　黄连少许

酒调下。有孕即吐，无孕不吐。

《内经》云：阴搏阳别，谓之有孕。诊其脉，惟尺脉搏手，与寸脉殊别，即为有孕。

【点评】现代已有更准确易行的方法，古法已落后。

种子方不可服辨

俗方种子，多用香附为主，大损气血，即有胎妊，妇必少力腰疼，反成痼疾绝产。更有服交加散而得子者，因其状，妇素多恚怒，服此抑气谐荣，偶中耳。岂可以为常法乎？且无子者多因血少气多，不能摄元，或屡坠胎损血，及行经作疼，或子宫虚寒之故。欲求嗣者，须修合大造丸三四料，以助阴血，则胎必成矣。如行经作疼，加牛膝一两、元胡五钱；如胎屡坠者，每月服丹溪安胎饮三贴，永保无虞。

【点评】认为种子安胎，宜补血而不宜用香附行气。

瘦胎三方不宜服辨

《事林广记》有瘦胎三方，只用枳壳、香附等耗药，使之敛胎易产，非无因也。有方士进于湖阳公主瘦胎方，因其居处深宫，厚养而形乐，食美而胎肥，过期难产，进此方以瘦之，亦幸中耳。常人岂可概服哉？夫孕至九月，胎形已足，以一母之气血，分荫其子，尤恐不足，尚服药补之。今反耗之，则将救己之不赡①，奚有余血分荫其胎乎？饿损元气，日渐仃伶，总有敛胎易产之法，亦难施矣，不免得亏元损寿之害。血损气亏，多致临盆艰涩及产后晕厥，危症百出，人不知也。《妇科良方》内所载无忧散、保气散、神寝丸，俱不可轻服。孕妇九月后，滋荣易产汤服之有益。

滋荣易产汤

人参—钱　川芎—钱　当归三钱　茯苓八分　炙草四分　陈皮五分　白术八分　条芩八分　生地三钱　益母草二钱　大腹皮八分

弱甚者，用人参二三钱，水煎服。

【点评】反对孕妇滥用行气耗散的瘦胎古方，而立养血健脾的滋养营血方。

衰翁弱妇求嗣辨

男子八八而天癸竭，过此能生子者，禀之厚也；女七七而天癸绝，过此能受胎者，冲脉旺而血充也。然衰年种子亦有道焉。衰翁必惜情寡欲，而无暗流损泄之故，再加药力，以助精气，候经期以种子，此乾元资始之本也。弱妇受胎，亦必须月服安胎饮、固胎饮二十余帖，以培衰弱之天真，此坤元资生之源也。后书滋补衰弱夫妇之不足先天之二法，经验极矣。

---

① 赡(shàn 善)：富足。

经验补阳育子丸

五味　黄芪　白术　茯苓　川芎　甘草　白芍　牛膝　广皮　故纸　杭萸　巴戟天　天冬　苁蓉　黄柏　山药各一两　生地四两　麦冬四两　杜仲一两　熟地四两　知母一两　虎骨一两　人参四两　当归三两　枸杞三两

共为细末，炼蜜为丸桐子大。先用陈线鸡①一只，去皮，抽骨，将净肉焙干为末，同药为丸，早晚服四五十丸，淡盐汤送下。

【点评】年老体衰者欲求嗣，除养精蓄锐之外，还需用大队补益脾肾滋养肝血之药。

妊妇食药忌

鸡肉同糯米食之养子生寸白虫

食山羊肉子多疾病，多危

豆腐同雀肉食之儿生雀斑

食犬肉子无音，目磁

鳖肉鳖子食之儿项擂，又损胎

食野禽肉生子无耻，多淫

鸭蛋同桑椹食之倒生

食驴、马肉坐草艰难

---

①　陈线鸡：疑为方言。《绛雪丹书》(王毓整理)作"十年老母鸡"。

鲤鲙①同鸡子食之儿口中生疳

食兔肉子缺唇

田鸡同鳝鱼食之儿哑

食盐多儿解颅

食烧酒过多儿头目瞎，大损胎胞

苋菜更不可食。

◇ 药忌歌

斑蝥水蛭地蝉虫，乌头附子及天雄；

踯躅蝼蛄野葛类，乌啄侧子与虻虫；

牛黄水银同巴豆，大戟蛇蜕共蜈蚣；

牛膝藜芦和薏米，金银锡粉黄雌雄；

牙硝芒硝牡丹桂，蜥蜴飞虫与麂虫；

代赭蚱蝉胡粉射，芫花薇衔草三棱；

槐子牵牛并皂角，蛴螬桃仁共茅根；

梢②根硇砂与干漆，茵草伤胎一样同；

瞿麦蔄茹③蟹爪甲，猬皮赤箭赤小豆；

马刀石蚕衣鱼辈，半夏南星通草同；

凡遇胎前除其味，方能活泼号良工。

【点评】有关妊妇饮食药物的传统禁忌，今天看来一些内容不一定合理。

---

① 鲙(kuài 快)：鲙鱼。

② 梢(qiào 俏)：同"榷"。《集韵·觉韵》："榷，木名。枳也。有实如柚。或做壳。"又"梢根"疑为"榷根"之误。《证类本草》卷二"堕胎"有"榷根"。《太平惠民和剂局方·指南总论》卷下有"论产前药忌。产前所忌损动胎气药物，儒医周鼎集为歌曰：榷根硇砂与干漆，亭长溲流冈草中"之语。

③ 蔄(lǘ 闾)茹：原作"茹蔄"，据《本草纲目》改。草药名。用做腐蚀药，又为疥癣顽疮药。《本草纲目》卷十七"蔄茹"条下有"离娄、掘据：白者名草蔄茹。"

保胎论

凡妊妇脾胃壮而气血充，则胎安而产正，生子精神而有寿，则胎何必安也？若夫禀之不足，而血气衰、脾胃弱、饮食少，则虚病百出，胎成随堕，即生子亦不寿，必得药力，以助母安胎而寿子。丹溪先生之安胎饮，治妊妇虚弱，胎气不安，饮食无味，或腹疼、腰坠等症，后开逐症加减二十余方，皆可按症择用。夫成胎之后，见食呕逆，名为恶阻。是因精血凝结而成胎，精气蒸胃而呕吐，如人素弱，本方加橘红、半夏；若禀厚吐逆，加竹沥、姜汁。下血不止，名曰胎漏；小腹坠疼，名曰胎疼。胎漏宜服凉，须加生地姜酒炒；胎痛宜服温，少加枳壳、砂仁。若夫顿损，胎动下血，宜加胶、艾。怒气冲胎上逆者，当用木香。小便短涩成淋沥，名曰子淋，安荣饮不应，本方加栀、芩，宜清肺金；怒动肝火，治相同。小便带血流于脐，是膀胱之火，逍遥散宜加炒山栀。子肿症，面多虚浮，肢体有水气，全生白术实堪医。子烦症，心惊胆怯而时多烦闷，竹叶安胎真无疑。天仙藤散，治足指缝之出水，是名子水，气虚人，多加参、术。羚羊角散治项强、筋搐之拳挛症，曰子痫，有痰多加参、归、竹沥。至于脾胃气虚而胎压尿胞，则腹胀、小便淋闭，安胎饮服法探吐升提。又如胃虚弱而转运疏迟，则饮食停滞，而腹胀、呕吐，安胎力缓，如人参平胃散调和。又如胃满腹胀而便秘，遍身浮肿，名曰胎水不利，宜服鲤鱼汤。倘若脾胃气虚，佐以四君、五皮。又如心腹胀闷而胎疼，胎气上攻，名曰子悬，须用安胎顺气饮。若日晡潮热，兼服加味逍遥散，柴胡梅遭①为丸，理骨蒸之劳热；当归六黄为汤，治盗汗而晡热。胎成数坠，是乃母之气虚弱，不能分荫其子，本方预服，可保临期生娩。子无气，由母气之素虚，仅可滋荣于己，安胎方必须日服。若老阳得其少妇，须寡欲以候经期；壮阳若遇衰阴，必得药力以资胎元。此乃造化之正理，后人孕嗣之大端。是故安胎之方，以补血为主，以顺气为先，必以清凉为佐。参、术、条芩，乃安胎之圣药；芎、归、怀熟，实补血之良方；苏叶、陈皮，可谓常服之药也。胎成六月之前，尚未转动，茯苓惟降不宜多，黄芪肥胎岂可医！香附胎喘宜加，无补同用，虚人而返害；砂仁止呕安疼，多用则行血动胎。历考丹溪之方，约有三四安胎之语，无过数言，若能加减调用，治病不敢言全愈，亦可十保八九无虞矣。总而言之，成胎之后，当以清热养血为要，须以四物为主，加白术、条芩。如有杂症，用此加减治之，无不获效。

有人问曰："白术、条芩是安胎之圣药，胎前必不可缺乎？"答曰："不然。夫胎之茎系于脾，犹钟之系于梁也。若梁柱不固，恐钟之系不久也。所以安胎，先固两肾，使肾中和暖，脾有生气，胎必自安，何必定以白术、条芩安胎之药也？"腹中有热，胎不安，宜用凉；腹中有凉，宜温。此常法也。殊不知两肾之中，具水火之体，冲任之根蒂，胎元之所系，要非黄芩、白术之可安也。如肾中水少致胎不安，用六味地黄汤壮水；肾中火衰致胎不安，以八味丸益火。故调经以杜仲、续断、阿胶、艾叶、当归、五味子等药，加减于六味、八味汤中为捷径，此一以贯之。诸书所不及者，正此也。今特表而出之。八味汤中有附子，最能坠胎，不可轻服。

---

① 遭：通"糟"。

【**点评**】对于怀孕之后的种种异常情况提出相应治疗方药，认为安胎的关键在保脾固肾。

补母寿子论

凡生子无气及不寿者，皆因父母元气之不足也。男子惜精寡欲，则髓满骨坚，再得壮盛之妇为配偶，生子精神而有寿。若阳壮阴衰，母无余血以荫胎，必借药力以培元气，方能寿子。若衰翁弱质，须分床寡欲，药力培元。经云："阳平阴秘，神气乃至。阴阳离决，精神乃绝。"后立二方，实补先天之良方。孕成之后，一月之间可服十五，弱甚者，每日服之，大益胎元，易产而寿子。此经验良方也。

补母寿子丸

人参一钱　当归二钱　白术二钱　熟地一钱　川芎一钱　条芩二钱　紫苏四分　陈皮四分　炙草四分

人参弱者二三钱，大枣三枚，水三盅，煎八分，温服。内热，加黄连五分或一钱；肥人，加陈皮、黄连各五分；脾胃虚弱泄泻者，加莲子十粒，壳砂仁三分，去地黄；多怒而泄泻者，加木香三分；口燥，加麦冬一钱，去心；惊悸、怔忡，加枣仁一钱，益智仁一钱，龙眼十枚。

加减大造丸　于上汤同服更好。

紫河车一具，要头胎壮盛者方佳　人参一两五钱　归身二两五钱　麦冬一两，去心　生地二两或一两亦可

一方用熟地。如腰疼，加杜仲七钱；脾胃泄泻，减去生地，加白

术一两，山药一两，黄柏盐水炒，火泻不用，八钱，天冬一两，《竹林》①无此味，有牛膝一两。

上各为末，先将地黄、麦冬蒸，捣如泥，次下诸药，炼蜜为丸桐子大，每服五七十丸，空心清汤下，忌萝卜耗气等物及欲怒。

【点评】母壮则子健，母弱则补母以寿子，养血补元气。加减大造丸与《医学碎金》的同名方药物组成有出入，在河车大造丸基础上加减。

孕妇杂症二十七门②

一、安胎门

丹溪安胎饮 孕成后胎气不安，腰腹坠疼，饮食无味，自二三月至五六月，并宜服之。

白术二钱　当归一钱　熟地二钱　川芎八分　条芩八分　陈皮四分　紫苏四分　炙草四分　人参一钱　砂仁四分，带③壳

姜、枣水煎服。

加味安胎饮 治孕妇元气不足，形体倦怠，胎动不安，身热、减食并可治之。

人参二钱　当归二钱　白术二钱半　条芩八分　陈皮四分　紫苏四分
熟地二钱　炙草五分

---

① 《竹林》：即《竹林寺女科秘旨》。下同。
② 二十七：实为二十五门。
③ 带：原作"代"，据文义改。

如渴烦，加麦冬一钱；如腰疼、腿疼，一日服二三服即安。姜、枣水煎服。

【点评】《丹溪治法心要》卷七丹溪安胎饮较本书多白芍，文献中有多首加味安胎饮，药物组成与本书基本相同。两首安胎方以补气血、和脾胃为主。

二、恶阻门

加味参橘饮

凡妊妇二三月后，呕吐不食，或头眩昏晕倦怠者，多在三月之前后时，相火化胎之候，壮火食气，上冲胃口，食则呕吐。此少阴肾水既养其胎，少阳之火益炽，须用清肝滋肾汤加杜仲、续断。

人参一钱　橘红四分　白术二钱　半夏八分　归身二钱　藿香四分　砂仁三分　竹茹一团　炙草三分

如肥人，加竹沥、姜汁，用姜水煎服。

清肝滋肾汤　此方清痰止呕。

竹茹一团　陈皮二钱　茯苓三钱　半夏三钱　生姜三钱

加杜仲、续断。呕甚加黄连吴萸炒；加枳实、甘草，名温胆汤。忌食羊肉、鱼鲊①，水煎服。

【点评】加味参橘饮出《胎产心法》卷上，清肝滋肾汤药物组成以温胆汤为基础，前方健脾和胃止呕，后方清痰和胃止呕。

---

① 鲊(zhǎ 眨)：腌鱼。

三、多怒门

和气安胎饮

孕妇怒阻胃隔胀满者，若用顺气乌药、香附、砂仁等耗药，更加满闷。

人参　白术　当归_{各二钱}　川芎　条芩_{各一钱}　陈皮　紫苏_{各四分}
甘草_{三分}　木香_{二分，水研}

姜水煎服。

【点评】方出《胎产心法》卷上，健脾和胃安胎，虽因于怒，但作者主张慎用香燥行气药。

四、胎痛门

加味安胎饮

孕妇服，常作疼，小腹重坠，是血虚气陷等症。

人参_{钱半}　白术_{二钱}　当归_{二钱}　川芎_{八分}　熟地_{二钱}　紫苏_{四分}　陈
皮_{四分}　炙草_{四分}

姜水煎服。

如寒，加吴萸一钱，砂仁、干姜各三分或五分。

【点评】与安胎门同名方药物组成基本相同，功能健脾补气，养血止漏。

五、子肿门

全生白术散

孕妇面目浮虚，乃脾胃气虚，四肢有水气，或久泻所致，宜健脾利水。

人参一钱　白术二钱　川芎八分　当归二钱　紫苏四分　陈皮四分　茯苓一钱　大腹皮七分　炙草三分　姜皮少许

水煎服。

孕妇每至五月，肢体倦怠，饮食无味，两足浮肿，自遍身以及头面者，此肝脾二气虚也。宜朝用补中益气汤，夕用六君子加苏梗而愈。凡有此症，勿泥月数，俱以煎药为善。遇看此症，亦有肾气虚而然者，当用肾气丸可也。

补中益气汤

人参钱半　黄芪钱半　甘草五分　橘红七分　白术一钱　升麻三分　柴胡三分　归身一钱

六君子汤

人参　白术　茯苓　炙草　橘红　半夏

水煎服。

金匮肾气丸

茯苓四两　附子七钱　牛膝　肉桂　泽泻　车前子　杭萸　山药　丹皮各一两　熟地四两

蜜丸桐子大，每服四五钱，空心，白水送下。

【点评】全生白术散方出《胎产秘书》，药味有出入，健脾利水。后三方从整体辨证用药，为各科通用补气健脾补肾名方。

六、子悬门

顺气安胎饮 *治胎气上攻，心腹胀满作疼。*

人参　白术　紫苏　陈皮　砂仁*各四分*　当归*二钱*　川芎*八分*　条芩*八分*　甘草*四分*

姜水煎服。有气恼，加木香水研，二分。有胎从心腹凑上者，此命门火衰，胎在腹中，下焦寒冷，不得已而上就火地也，当用理中汤，不应，急①用八味丸，可也。

补火理中汤

人参　白术　干姜*各一钱*　甘草*八分*

水煎服。

【点评】顺气安胎饮与前述多种安胎饮小异，补火理中汤即理中汤。

七、胎漏门

加味补中安胎饮

白术*钱半*　当归*二钱*　人参*一钱*　熟地*二钱*　生地*一钱*　阿胶　白芍*各一钱*　条芩*八分*　续断*八分*　甘草*三分*

水煎服。

---

① 急：原作"怠"，据《绛雪丹书》(王毓整理)改。

四圣散 _{治胎漏下血者。}

条芩　白术　砂仁　阿胶_{各等分}

共为末，每服二钱，艾汤送下。

胶艾安胎饮 _{治孕妇顿扑，胎动漏血不止者，先服安胎饮，如不效，宜服此方。}

人参_{五钱}　当归_{一钱}　生地_{二钱}　阿胶_{一钱}　白术_{钱半}　艾叶_{八分}

姜水煎服。

如感寒头疼，加连须、葱白三茎；腹疼去艾叶，加壳砂仁四分；因顿扑胎动下血不安，腹腰痛疼，或上抢①出血，宜加阿胶一两、艾叶一钱水煎服。

阿胶散 _{治症同上。}

熟地　阿胶　艾叶　白芍　川芎　当归　黄芪　甘草_{各一两}

每服四钱，姜、枣水煎服。

凡孕妇元气壮盛，受胎后尚有数点经来者，乃血气壮盛耳。若不腰腿酸疼，则无妨，亦不必服药。如或过虑服之，服安胎饮数帖亦可。如下血不止，或按月来几点者，名曰胎漏。此因血气虚而受苦劳，或喜食炙煿热物而致然者也，宜谨事房内，服前加味补中安胎饮以补之可也。此症是气虚不能固血也，宜急②用补中益气汤，加阿胶、艾叶。如不止，用独参汤治之。亦有怒动肝火而然者，甚则如行经一般，宜朝用加味逍遥散，夕用安胎饮。

又有肾气血虚，有然者，用炒阿胶一两为末，六味饮送下。如无阿胶，即鹿角胶亦可。有因跌扑损胎，腹疼下血者，用砂仁二钱，麸炒为末，以安胎饮送下。如去血过多，宜用八珍汤，外许益母草四

---

① 抢：原作"枪"，据《绛雪丹书》改。《绛雪丹书·胎动》文为"如因顿仆动胎不安者，腰腹疼痛，或胎上抢心，或出血者"。义明，可参。

② 急：原作"忽"，据《绛雪丹书》（王毓整理）改。

两，水煎，徐徐服之。

八珍汤

人参　白术　茯苓　甘草　熟地　当归　川芎　白芍各等分

水煎服。

【点评】加味补中安胎饮较其同名方多阿胶、续断。四圣散出自《古今医统大全》卷八十五，同名方文献中记载有多首，多为外科外用方。胶艾安胎饮与《陈素庵妇科补解》卷三同名方不同，此以补养气血为主，彼以补养冲任为主，故有杜仲、川断。阿胶散同名方有数十首，多用于妇科及咳嗽，此方出《产育保庆集》卷下"妊娠调养法"，唯原方熟地用量倍于它药。诸方不外以补气养血为主，不同者在或兼清热止血，或兼固肾。

八、子烦门

竹叶安胎饮 治孕妇心惊胆怯、烦闷不安等症。

人参一钱　白术二钱　条芩八分　川芎七分　陈皮四分　甘草四分　枣仁一钱　当归二钱　远志一钱　麦冬钱半　生地钱半　竹叶十四片

水煎服。

烦渴，加竹茹一团；有痰，加竹沥半盏、姜汁二匙；虚烦，倍加人参；脾胃虚，常作泻，加薏米，去生地、枣仁。

【点评】方出《胎产指南》卷一，有养心安神，清热除烦之效。

九、腹胀门

加参平胃散

治孕妇脾气虚弱，饮食停止，以致腹胀吐呕，服安胎饮力缓，服此即妥。

党参_{一钱} 苍术_{七分} 厚朴_{七分} 陈皮_{四分} 白术_{一钱，土炒} 甘草_{四分} 姜_{三片}

水二盅。

【点评】方出《胎产心法》卷一，可健脾行气和胃。

十、腰背痛门

补骨定痛散 治妇人腰背疼，立止。

杜仲 续断 补骨脂_{各等分}

【点评】补肾强腰膝从而止痛。

十一、胃痛门

左金丹 治胃脘疼、心疼。

黄连_{一钱} 吴茱萸_{二分}

同用水拌炒，候干，仍用水一碗，煎一小盅，徐徐呷①下，立愈。后用逍遥散、六味饮调之。如愈再发屡屡，此气虚也，用理中汤。如呕吐兼有蛔虫者，此虫痛也，宜服下方。呕吐清水，多属虫痛，宜安虫理中汤，炼蜜为丸亦可，每服三十丸，桐子大。

人参一钱　白术一钱　甘草五分　干姜一钱　川椒四分　乌梅三个　雄黄三分　芦荟三分　附子六分　肉桂六分　黄连二分　君子五分

为丸，每服三钱，姜糊丸，桐子大，每服三十丸。

【点评】后方缺方名，药物组成与乌梅丸的寒热并用相类，可养胃温胃，杀虫止痛。

十二、子水气门

加味天仙藤散　治孕妇三月后，两足浮肿至腿膝者，行步艰难，以致喘闷，饮食不美，状如水气。至于足甲内黄水出，名曰子水气。当先用此方，服后不效，再用补中健脾汤可也。盖脾至四肢，脾虚不能制水，故发肿；肺气虚，不能达于州都，故气促满闷。如虚人，服天仙散，必加参、归、白术补之。

天仙藤一钱，炒　香附六分　陈皮四分　乌药七分　木瓜一钱　甘草二分　紫苏四分　姜皮三分

水煎服。

虚，加人参一钱，白术、当归各二钱；脾虚，服补中益气汤(见子肿门②)，或服补中健脾汤加味。

---

① 呷：原作"押"，据《绛雪丹书》(王毓整理)改。
② 见子肿门：原作"子门肿见"，据文义改。

补中健脾汤

人参　白术　茯苓　白芍　紫苏　木瓜各八分　陈皮　木通　苍术　大腹皮　厚朴各四分

大便秘，加肉苁蓉一钱、麻仁一钱，水煎服。

【点评】加味天仙藤散出《胎产秘书》卷上，行气活血消肿；补中健脾汤健脾行气消肿。

十三、子痫门

凡孕妇口紧项强，手足挛缩，言语蹇涩，痰涎壅盛，不省人事，名曰子痫，不可当中风治。或无痰，言语如常，但状如中风。多因血燥气虚而得，断不可以中风治，如以中风治之，必误人命矣。宜服加味羚羊角散。

加味羚羊角散

羚羊角一钱　独活一钱　枣仁一钱　五加皮八分　薏米一钱　川芎七分　当归二钱　茯神八分　杏仁十粒　木香二分　甘草三分

如虚人，加人参；有痰，加竹沥七分，姜汁半盅，酒半盅；脾虚，加白术七分。姜水煎服。

【点评】方与《胎产秘书》同名方药物组成接近。

十四、子淋门

孕妇脐腹作胀，小便淋闭，此胎坠尿胞而然也，宜升提之。此症由脾肾气虚所致也,宜用安胎二陈汤。

安胎二陈汤

白术钱半　陈皮四分　人参一钱　川芎一钱　甘草四分　当归二钱　生地钱半　柴胡四分　升麻四分　半夏五分　姜三片

水三盅,煎八分。

凡孕妇淋闭,即大小二便不通,此症皆由脾肾两虚,治法当滋化源,不可用通行利气之药。若有腿中转筋,小便急胀,须用八味丸加车前子,煎服。

有孕妇胞转不得小便者,此由中气怯弱,不能举胎,胎压①尿脬,脬系了戾②,所以小便不得,当用补气药中加提升之药,令上窍开而下窍通,补中益气汤加减是也。如③不应,急用稳婆手入阴户,急推其胎,小便利矣。仍④用二陈汤调养,方无患。手推其胎,不得已而用之,岂可轻施乎?不如令孕妇卧床上,将床斜立,头下,以手探之吐,强其手攉。有小便闭而肝经虚热者,用加味逍遥散加车前子;有膀胱阳虚,阴无所生者,用肾气丸煎服;有膀胱阴虚,阳无所化者,宜用东垣滋肾丸。

东垣滋肾丸

黄柏二两,炒　知母二两,炒　肉桂⑤

共为末,以热水为丸,如芦实大,每服百丸,或加到二百丸,白

---

① 压:原文无,据文义补。

② 了戾:二物纠结绞缠不直伸,即缭戾。

③ 如:原作"以",据文义改。

④ 仍:接着。

⑤ 肉桂:原脱剂量。《赤水玄珠》卷十五"东垣滋肾丸"有:"黄柏、知母俱酒洗焙,各二两,肉桂二钱"。《绛雪园古方选注》卷八"通关丸一名滋肾丸。黄柏去皮剉酒洗焙、知母剉酒洗焙干各一两,肉桂五分"。

水送下。有小便不禁者，此属气虚，用独参汤服之，或补中益气汤多加人参。

有肝火盛而阴挺失制、小便遗失者，宜用加味逍遥散治之可也。

有胎压尿脬者，屡治不愈，令孕妇仰卧床上，饮淡盐汤，将床斜立，使妇头朝下，以手探吐，则气升而小便斯下，胎不特不坠尿脬，且又无损于胎矣，强其手推之。

【点评】针对孕妇小便不利，提出了用补气升提等多种治疗方法。

十五①、胎水不利门 并胎死腹中

孕妇胃腹胀满，或遍身浮肿，小便艰涩，名曰胎水不利，或胎死腹中，俱宜服此方。若脾胃气虚，以四君子、五皮为佐。

赤鲤鱼汤

白术五钱　赤苓四钱　当归三钱　白芍二钱　鲤鱼一尾，重二三斤

将鱼去肠鳞，加橘皮少许、生姜四片，用水四碗，煮水碗中，同前药煎七分，温服，渣再煎服。

四君子汤

人参　白术　茯苓　甘草各等分

水煎服。

五皮饮 有去桑白皮、陈皮，加五加皮、地骨皮者，此本原方。

---

① 十五：原作"十七"，原书目录有"十五、便血门""十六、淋闭门"，但原书正文"十四"后即为"十七"，缺"十五""十六"，故改。其后"十八"改为"十六"，"十九"改为"十七"，以此类推。

五加地骨①　　大腹皮　　赤苓皮　　广皮　　生姜皮　　桑白皮各钱半

水煎，日进三服。

【点评】对胎水不利并胎死腹中提出了以健脾利水为主的几种治疗方剂。

十六、咳嗽门

宁肺止嗽饮 治孕妇一切风寒咳嗽。

天冬二钱　　紫苏五分　　桔梗五分　　知母一钱　　甘草四分

如喘咳，加杏仁十粒、桑皮八分；有痰，加橘红四分，竹沥、姜汁各半盅；如火嗽，加黄芩八分；虚嗽，加紫菀一钱、款冬花六分；寒甚，加麻黄一钱；虚损，加瓜蒌仁一钱，竹沥、姜汁半盏；咳嗽兼胃中不舒，加川贝一钱、百合一钱、紫菀八分；嗽不止，胎不安，宜服此下方。

安胎止嗽汤

人参一钱　　甘草五分　　杏仁十四粒　　桑白皮一钱　　紫菀一钱二分　　天冬一钱二分　　桔梗七分　　乌梅一个

水煎服之。

【点评】宁肺止嗽饮与《胎产心法》卷上药物组成有所出入，适合于偏虚热者，安胎止嗽汤适用于久咳气阴受损者。

---

① 五加地骨：疑为衍文。

十七、嗽血门

凉血安胎饮 治孕妇吐血、咳嗽。

生地三钱　紫菀一钱　知母一钱，炒　白术一钱　陈皮四分　麦冬一钱

甘草四分　黄芩一钱　当归一钱　天冬一钱　犀角末八分

如喘，加瓜蒌仁一钱，水煎服。

【点评】凉血养阴，清热止嗽以安胎。

十八、霍乱门

六和汤 治孕妇霍乱吐泻、心腹胀。

陈皮四分　半夏七分　藿香四分　甘草四分　杏仁十粒　竹茹一团　扁

豆二钱　木瓜一钱　人参一钱　砂仁五分　茯苓八分

姜枣煎服。

如不愈，再服安胎饮。

【点评】方与《太平惠民和剂局方》同名方大同小异，以化湿和胃为主。

十九、类疟疾门

丹溪安胎饮 去陈皮。

麦冬一钱　半夏七分　草果三分　青皮三分　乌梅二个　黄芩五分　藿

香五分

水煎服。

此方治孕妇寒多热少。《竹林》有人参一钱、白术二钱、当归二钱、紫苏四分、甘草四分。凡孕妇患疟疾者，一遇有孕，疟疾即发。此症因其人素有肝火，及有孕则水养胎元，血燥肝虚，寒热往来，而似疟又非疟也。当以逍遥散清肝火、养肝血，兼服安胎饮，方是正治。

【点评】为孕妇寒多热少，及寒热往来者提出的治疗方药。

二十、口干烦躁门

凡孕妇口干不得卧，宜安胎饮加麦冬、葛根服之。又一方黄连为末，一钱，粥饮送下。

加减生脉饮 治孕妇心神烦躁、口干壅热。

人参　知母　麦冬　炒栀各一钱　甘草五分　条芩五分　花粉八分　犀角末八分

枣煎服，夏月加竹沥、姜汁各半盅。

【点评】方以清热养阴为主。

二十一、热症门

生津葛根汤 治孕妇热症，呕吐不食，胸中烦躁。

葛根钱半　芦根钱半　人参一钱　麦冬一钱　知母一钱　栀子一钱，炒

竹茹一团　葱白三寸

水煎服。

栀子葱豉汤　治孕妇热病，斑出赤黑色，气急欲绝，此落胎症也。

栀子一钱　黄芩一钱　升麻一钱　青黛八分　豆豉四十九粒　生地二钱
杏仁十二个　石膏钱半　葱白七寸

水煎服。

柴葛安胎饮　治孕妇热病，骨节疼痛，不急治则胎落矣。

葛根一钱　石膏一钱　柴胡一钱　青黛一钱　栀子一钱　知母七分　葱
白三寸

水煎服。

有痰，加竹沥、姜汁各半盅。《竹林》有前胡，无柴胡、知母。

[点评] 生津葛根汤与《张氏医通》同名方有出入，柴葛安胎饮出《胎产心法》卷上，两方偏于清热养阴；栀子葱豉汤出《卫生鸿宝》卷五，少升麻，侧重清热。

二十二、失血门

凡孕妇患吐衄，或因破伤失血，忽然口紧、项强、背挺，如中风状，此皆因失血所也。

加味安胎饮

人参三钱　当归三钱　白术三钱　生地二钱　天麻二钱　甘草四分　陈
皮四分　条芩八分　荆芥八分　麦冬八分　防风八分

水煎服。

【点评】养气血，安胎，祛风解痉。

二十三、胎喘门

滋阴定喘汤 <small>凡患此症，多属阴虚，宜服此方。</small>

熟地<small>五钱</small>　五味　麦冬　补骨脂　阿胶<small>各一钱</small>　竹茹<small>一团</small>
水煎服。

扶阳定喘汤 <small>有气虚者，四肢倦怠，饮食少进，面色㿠白而喘，宜服此方。</small>

人参<small>一钱</small>　阿胶<small>一钱</small>　麦冬钱半　五味子<small>一钱</small>　竹茹<small>一团</small>
水煎服，送调经地黄丸。

【点评】两方用药相近，但扶阳定喘汤中并无温阳药，而滋阴定喘汤中反有补骨脂补肾，令人费解。

二十四、坠胎门

丹溪云："气弱不能养荣其胎而坠者，犹枝枯而果落、藤萎而花坠也。""有劳怒动肝火而坠者，如人折其枝，风撼其水也。"二论极是，惜乎未详悉，后序①。

妇人冲脉主血，血旺始成胎孕；妊脉主胞胎，静养则胎安。若怒动则伤肝，劳力则伤肾，二脏受伤，相火炽盛，耗血而动气，未有不胎漏、胎坠及产后崩热之患也。故衰弱受胎，及曾经过坠落者，必须

---

① 后序：疑为衍文。《绛雪丹书》（王毓整理）无。

凛遵护胎之法，如周大任胎教之法，生子必形端赋正，禀全易养者也。况坠胎之症，损血更胜于正产，劳怒致坠，由己所招，可不谨哉？凡禀弱之人，每致崩淋动胎等症，皆因相火而然也，岂可不戒！

【点评】认为坠胎多由相火耗血损气，致气血不足以养胎。

二十五、固胎门

补母固胎饮 弱妇欲寿子者，必俟月信方服，忌鱼苋。

白术　当归　生地各二钱　陈皮　紫苏　甘草　砂仁　人参各三钱
条芩八分　益母草五分　枣二枚

水煎服。

有一等常患小产者，俱在三月之后，须服药预防之。一过三月，再五月七月，宜服固胎丸，加养血、补肾、退火之药。

固胎丸

杜仲　续断各八钱　山药四两

共为细末，沸水为丸，常服之。

保胎六味地黄饮 即六味饮加后药。

杜仲炒　续断炒　阿胶炒　五味子蜜炙

如经中虚热者，宜用逍遥散加杜仲、续断、阿胶；如脾胃虚弱者，用五味异功散，加杜仲、续断、阿胶。

五味异功散

党参　白术　茯苓　甘草　陈皮

四君子加陈皮是也。

凡怀胎二三月之后，惯要坠落者，名曰小产，此由气血脏腑多火，血分受热而致然也。使血气清和，无火煎熬，则胎自安而固。若是气虚，则提而不住；血虚不能成胎，血热则溢而妄行，欲其不坠可能得乎？虽云香附快气开郁，多用则损正气；砂仁虽能快脾气而润肾，多服则耗真气。凡香药性燥，既血气两伤，求以安胎，反致损胎坠胎也。惟有千金保孕丸、泰山磐石散此二方，能夺造化之妙，百发百中。

千金保孕丸 服之永免坠胎之患。

川杜仲四两，炒断丝　川续断二两

山药煮糊为丸，如桐子大，每服八十五丸，空心米饮下，忌酒、醋、恼怒。

泰山磐石散 治妇人气血两伤，身体素弱，或肥而不实，或瘦而血热，或脾胃虚而少食，四肢倦怠，素有坠胎之患者，此方平和，又兼养气血、脾胃。

人参一钱　黄芪一钱　白术五分　炙草五分　当归一两　川芎八分　白芍八分　熟地八分　川断一钱　黄芩一钱　砂仁五分　糯米一捻

水三盅，煎七分，食远服。

凡孕者，三五日常用一服，过四月后，方无患。

安胎固孕丸 专治惯于小产者，后附八宝丹。

白术　条芩　熟地　当归　杜仲　阿胶炒

各等分，共为细末，清水为丸，如桐子大，每服三十丸，空心，白水送下。

又附落胎方醉红娘

麝香三分　朱砂三钱　斑蝥七个，炒黄　蝱虫七个，焙　红娘子七个，炒黄　硇砂三分　乌豆七个　水蛭一条，焙　归尾三钱

共为细末，炼蜜为丸，每服三丸，乌豆汤送下，夜定一服。如不来，平明再服。此方因生产极苦极难者，立以救大人之命，并非为私

胎设也，亡命之徒岂可混施！

【点评】列固胎多方，其法不外补脾肾，固气血。

失血类中风辨

孕妇偶患此症，必以安胎为主，至四五月，有患吐衄及损血伤血，忽然口噤、项强、手足不能动履，甚至于背如角弓反张，如中风者，切不可以中风治。今人治此症，必用降火化痰之药，甚误！宜用安胎饮，补血为主，佐之以风痰药可也。

补血安胎理风汤

川芎　天麻　黄芩　羌活　防风　荆芥各五分　白术　当归　人参各三钱　紫苏　甘草各四分

水煎服。

皋埠沈禹门之妻孕六月，因拜斗受劳，忽而口噤、项强，背如反弓。余用安胎饮加化痰理风之药治之，稍安。又邀范东篱诊视，伊极诋余方之非，遂用化痰降火之药，服之心如刺痛。遂弃其方，仍用余方，倍参服之。二十日全安，后生男。

又上虞赵方桥之妻孕五月，忽然衄血，去血两升，随即口噤、项强、手掉、足挛。余用安胎饮倍参，加天麻、川芎、犀角、生地而安，子母无恙。试此二症，故知杂症当安胎补血为主，岂可混用寒苦降利之药！是以笔之于后，以戒后学，永重不误。

【点评】主张孕妇患杂症应以补气血安胎为基础，忌用苦寒滑利。

落胎救母辨 胎不安及死胎欲落者

凡孕妇患虚损，骨蒸潮热少力，或崩漏，或少力，皆因气血不充，胎弱日久，不能鼓动，或胎气上攻，或跌扑损胎不动者，疑是胎死；或患热病损胎，或因误食动胎之药，及苋菜、鲤鱼，甚至血来胎逼，亦不可即用落胎方，妄议落胎救母，断不可轻忽。如有是症，必须滋补气血，身健力壮，则胎自安然渐动矣。即胎真死腹中，惟助母血，死胎自落。不然，服平胃散，其死胎自化为水，生胎自安，可谓善治，且有益也。若攻弱母之胎，胎落而母殒，可不戒哉！

凡孕妇患伤寒、热病、疫疠，热久不退，皆能落胎，随后未免憎寒、壮热、血脱之症，治者切无用伤寒、疫症之药。若因大热未除，而用栀子豆豉汤，与芩、柏等药，而热更盛，人不知也。即寒热往来，柴胡不可必用，大小便秘，承气、五苓不可概施，宜生化汤频服之，不拘帖数，服至热退方止。如气脱、形脱，或汗多，或发渴，即加生脉散，内有人参、麦冬以防晕厥危症，且生化汤内有川芎而散邪，有姜炭助血，能除阴虚大热。即结燥便秘，多服生化汤，自然津液骤生，二便通利矣。若见热即用寒剂，愈虚中气，大误人命。

【点评】提出孕妇虚弱及热病易致落胎，前者滋补气血，后者清热之外选用生化汤为主方，并阐述其机理。

交骨不开、子宫不收、产门不闭等症

孕妇临盆，胞水来而交骨不开、挺产不下者，宜服大料加参芎归汤，以助气血，气旺自然骨开而分娩矣。

加参芎归汤

人参三四钱　当归一两　川芎四钱　甘草四分　益母草一钱

水煎，连服二三贴，如有益母丸，将四味煎汤送下。如两帖不开，加败龟板一个炙、发一团烧灰帖（曾经产妇人之发入药）。

加味益母丸

益母草四两　白术一两　条芩八钱

气虚，加人参二钱、木香二钱；如胃膈不舒畅，加陈皮四钱、紫苏四钱。

炼蜜为丸，每服二三钱，芎归汤送下。

加味加参生化汤 治子宫不收，产门不闭。

人参一钱　白术一钱　黄芪一钱　川芎一钱　炙草四钱　当归二钱　升麻八钱

水煎服。

如子宫不收，加半夏八分、五味十五粒、白芍八分醋炒，服酸以敛之是也。

产后子宫不收，甚至于有脱落一片者，乃气血虚极，当急用大剂参芪，加升麻、当归、续断、阿胶调补，脱落仍复上，仍可生育。

凡骨不开、不收、不闭三症，皆元气不足之甚而致然也。血块未消，多服生化汤以消之，继服加参生化汤以补之。盖骨不开，补以开之；子宫不收、产门不闭，服酸补之药以敛之。治法俱以芎、归为主，但在须得先消血块，再服加味生化汤。

一方治胞破不产，以芎归汤送葵子四十九个，即产。

芎归汤

当归八钱　川芎四钱　益母草二钱　炮姜五分　甘草五分

水煎服。

催生如神散

百草霜二钱　滑石一钱

共为细末，用大料芎归汤送下即生。右方候儿头顶产门，方可服之。若未回转，先催恐致偏逆，慎之！

加味芎归汤　治难产，生者速，死者立下。

川芎　当归　龟板一具，炙

有生者，妇人发烧灰二钱，共为末，每服一两。如子死腹中难产，须验产妇之舌，如舌青黑，其胎已死，红白可救，宜服平胃散。

平胃散

苍术　陈皮　厚朴各钱半　甘草七分

酒水各半煎成，朴硝五钱，再煎四五沸，去渣，温服，去渣温①其胎自化。

【点评】交骨不开、子宫不收、产门不闭诸症，均以补益气血为首务，每用芎归及加味生化汤消瘀。

---

① 去渣温：疑为衍文。

临产脉诀产后脉

欲产之妇脉离经，<small>一息六至、一息二至，皆曰离经。</small>

沉细而滑亦同名；<small>肾脉沉滑与离经同①。</small>

夜半觉痛应分娩，来朝日午定知生；

身重体寒烦又热，舌下之脉黑且青；

卷舌流涎腹觉冷，腹中子女已归冥。

面赤舌青细寻看，母活子死是定断；

唇口俱青沫又出，母子双双入鬼案；

面青舌赤沫又频，母死子活定知真；

新产妇脉缓滑吉，实大弦急死相侵；

若得沉细小者吉，忽遇坚牢命不存；

寸口涩急不调死，沉滑浮滑②不绝生；

吉凶生死全凭脉，诊者须要指下明。

【点评】据临产妇女的脉象及面色舌象判断预后。

保产慎论

凡妇女分娩之时，二命俱在顷刻，然则无病。若调理失宜，安反

---

① 肾脉沉滑与离经同：原作"肾脉沉滑夜半觉"，且与正文字体同一大小，于义不谐。据《绛雪丹书》（王毓整理）改。

② 沉滑浮滑：《妇人大全良方》卷十七"产难生死决"作"沉细附骨"。

成危，可不慎欤？初生之女，未免惊畏；虽则多产之妇，或者气血偶伤，安得恃为无虑也？是以保产之方，最不可废。故达生散宜服于八月之后，而养胎神寝等药当用于临月①之间；至于居处失宜、顿仆动胎，及居身安逸、食物不节、忧乐不常，致令难产，保气、保生等剂尤宜预服；而过月不产，则补血行气之方，岂可少哉！

达生散　于八九月间服十余剂最佳。

人参五分　陈皮五分　紫苏五分　白芍一钱　白术一钱　当归一钱　炙草二钱　大腹皮钱半　黄杨脑七个　葱五根

水煎服。

春加川芎五分、防风五分；夏加黄芩五分炒、黄连五分酒炒、五味子十粒；秋加泽泻五分；冬加砂仁五分。或通加枳壳、砂仁亦可。

多怒，加黄芩、黄连；胎动不安，加金银箔三五分、野苎根一钱、生地一钱；气上逼心，加柴胡、紫苏；食少，加砂仁、神曲；口渴，加麦冬去心、黄芩炒；渴而能食，倍加黄杨脑，盖此味能瘦胎也，若胎本瘦者不用；有痰，加半夏、麦冬、黄芩。

吕氏达生散

党参三钱　川芎三钱　当归五钱　黄芪五钱　益母草五钱

此药于未生之前预备，等临产，酒与水各半煎服，神效。产下之后，加桂心、姜炭各一钱，同前药渣再煎服，永无血块疼痛之患。如血气不足，神困羸瘦甚者，加参五钱、当归一两。万一有破了衣胞、其血水已涸者，元气又弱，须得多用人参。

神寝丸　临月服之神效。

乳香一两，用透明的　枳壳二两

---

① 月：原文无，据《绛雪丹书》（王毓整理）补。

为末，炼蜜为丸，如桐子大，每早服三十丸，温酒送下。

养胎散 宜与神寝丸并服。

当归　川芎　黄芩　陈皮　白术　香附　白芷　甘草　党参

虚人多用人参。水煎，调益元散服之。

保生无忧散 治妇人饮食不节，多食厚味，以致胎胞肥厚，临月服之易生。用此催生，衣胞不下者，神效。

当归三钱　川芎三钱　白芍三钱　枳壳三钱　乳香三钱　木香一钱　甘草钱半　发灰钱半

用獖①猪血和服，共为细末，每服三钱，水煎，一日二服，神效。

保气丸 治孕妇居处失宜，顿仆动胎，服此方，宽气进食、瘦胎易产。

香附四两　木香四两　山药二两　砂仁一两　粉草一两　苏叶五钱　益智仁五钱

共为细末，炼蜜为丸，如桐子大，每服二钱，白汤送下。

补血行滞催生汤 治过月不产。

当归　川芎　白芍　熟地　香附各一钱　桃仁　枳壳　砂仁　紫苏各七分

姜枣水煎服。

保胎饮 临产时服一二剂，永无产患。

当归八钱　川芎四钱　桃仁十二粒　姜炭五分　益母草二钱

虚，加人参二钱，水酒同煎，温服。

【点评】列举多种保胎方，不外补益气血为主，辅以行气和胃。临产方则用养血活血行气药。

---

① 獖(fén 焚)：指阉割过的公猪。

季宗臣增方

痢疾方

黄连_{二钱，炒}　白扁豆_{三钱，打碎炒}　莲子_{五钱，去心炒}　陈皮_{二钱}　黄芩_{一钱，酒炒}　枇杷叶_{一钱，去毛，姜炙}　白芍_{一钱，酒炒}　炙草_{一钱}　松萝茶_{三钱}　姜_{五片}

水煎服。

红痢，用姜汁炒黄连五次；白痢，用吴茱萸八分，汤泡，去头次汤，再泡汤炒黄连三次；噤口，加人参，倍莲子、扁豆；肚疼，加白芍；里急后重，加升麻三分，醋炒。

【点评】痢疾方以去湿热及健脾除湿为主。

加味补中益气汤　_{治妇女经脉时有时无，肚痛兼有白带。}

人参_{一钱}　黄芪_{三钱，酒炙}　白芍_{二钱，酒炒}　薏米_{三钱，炒}　陈皮_{一钱}　金银花_{二钱}　茯苓_{一钱}　半夏_{钱半，姜汁炒}　丹皮_{一钱，酒洗}　香附_{一钱，醋炒}　白术_{钱半，土炒}　炙草_{钱半}　柴胡_{八分}　升麻_{八分}

姜、枣水煎服，入木香末三分，调下。

如经脉不调兼赤白带下，补中益气汤去当归，加白芍酒炒，二钱，薏米炒，三钱，茯苓二钱，樗根皮蜜炙，二钱，金银花二钱，牡蛎煅，三钱。

【点评】与文献中诸同名方药物组成有出入，加味补中益气汤以健脾除湿为主。

加味逍遥散 治妇女癥瘕。

柴胡梢一两　白术一两，土炒　白芍一两，酒炒　茯苓一钱　当归一两，酒洗　陈皮八钱　麦冬二钱，去心　芦荟八钱，煅　木香三钱　丹皮四钱，酒洗　山栀四钱，炒黑　莪术六钱，醋炒　人参六钱　鳖甲六钱，醋炙　炙草五钱　黄连八钱　吴茱萸四钱，汤泡，去头次汤，再泡，浸黄连，炒焦同用

共为末，醋糊丸桐子大，每服三钱，白汤下。

【点评】其方为丹栀逍遥散合黄连丸加软坚散结药。

神效广济方 治产后一切疯症。

男发灰水洗净烧炭　百草霜　黑牛角烧炭，等分

共为细末，调匀，每服三钱，黄酒调下。十二日以内，加马尾罗底灰；十二日以外，加败棕灰。角弓反张、战肠疯，俱加千里尘①。

【点评】唐代有方书《广济方》。

临产须知十三款

一款②　产育之难，皆由于坐草太早，用力太早，致有倒横之厄，血浆干涩益难矣。须知腹中痛阵，乃儿转身。胎气壮者，转身易至，得产自然，腰痛，甚至谷道逆迫，目中流火而正产矣；若胎气弱者，虽然动甚而不能转，甚至于二三日不能转身，惟腹痛而已，盖时

---

① 千里尘：指鞋底灰。
② 款：原文无，据下文补。

未到也。必须令人扶持产妇房中行走，或凭几而立直，其体腹倘若困倦，以被褥壅垫其背，仰卧少顷，仍然行走如初，其胎方能慢慢回身，虽然迟滞，而无害也。若不禁痛苦，伛偻屈曲，斜倚倒靠，胎气未免拥挤，迷其出路。稳婆不知，频频试水误伤。其胞破，或风入产户而成肿胀，或胎未至而胎水先干，分娩愈难矣。惟令产妇勉强饮食，调其气息，直待腰酸切疼，方可落草。亦不可即用气力，恐儿回身反为气力所逼，不及顺下，而成横逆之患。若预使气力，气力用尽，精神困倦，临期不能再用，此产家之所最忌。必候胎至产门，方可用力，胎随浆下，如此是瓜熟蒂落之常道也。

【点评】阐述生产前不能因为腹痛过早用力的原因。

二款　临月忽然腹痛，或作或止，或一二日，或二三日，胎水已来，复痛不止者，名曰弄胎，非当产也；又有一月前，忽尔腹痛，状如要产却不产，名曰试月，非当产也。腹虽痛而腰不痛者，非当产也。以上弄胎、试月，不问胎水来与不来，俱不妨事。如果腰腹极痛不已，谷道挺进，目中出火，便是真产，方可用力。或痛或止，欲产不产之际，凛遵禁戒，不可任意胡行，慎之慎之！

【点评】阐述产前类似生产的几种情况，总结真产的症状。

三款　临月不可洗头，恐其衣高难下，横逆难产。儿下而衣不下，不可即卧，着有力之人扶靠其后，舒坐以待，而衣自下。不可惊慌以致他变也。

【点评】产前护理及生产注意事项。

四款　戒嗜欲，节饮食，不时不食，清淡茶饭。食油腻多，生子心糊涂不敏；食煎炸厚味，子多生疮；食生冷冷水，子多疯。葱蒜邪味不入口，闻馨香之气堕胎。非日间常食之物，概不入口。房事多，子头秃。

【点评】产前饮食宜忌。

五款　严寒酷暑，皆宜备之。勿贪凉，忌风；勿陈睡；寒热宜均，不可过中。

六款　不视恶色，不听恶声，淫邪之人勿见，勿出恶言，非常之物不见，不常到之处不往。循规蹈矩，出之以正而已。

七款　屋内陈设圣贤书籍、字画；珠宝、珍玉，常佩玩之；时时闻听读书者所见所闻，无非孝弟①、忠信、仁义、礼智。如此，生子聪明敏捷而正直。

八款　勿惊勿惧，以难产之为忧，万万不可。日行其无事而已，瓜熟自落，天地常经，何虑之有？

九曰　勿喜怒过中。

十曰　勿哭泣太甚。

十一曰　勿劳心力。

十二曰　勿忧愁思虑。

十三曰　勿远行登高涉水。

保胎十三款广川松岩氏增注。

【点评】产前精神生活宜忌。

---

① 孝弟：即"孝悌"。

方名索引